JN197014

これからの
小児科外来
成功の鉄則

著

黒木春郎
医療法人社団嗣業の会 外房こどもクリニック 理事長

中外医学社

はじめに
現場実践と制度理念　その交点―変貌する医療のなかで

　私たち医療者は，現場の医療を担うことで多くの子どもやご家族の悩み，学校・社会の問題点に直面します．日本の地域医療の現状やその課題を日々感得しています．本書ではそうした地点から出発し，個別の課題をある程度俯瞰できる視点まで記載するよう心がけました．現場の個々の事象の解決と対応から始めて，改革を担う者にとって，それが現在の医療にとって何を意味するのかという問題提起にまで至ることができたと思います．必要なのは，〈総合の知〉と〈現場からの情報発信〉です．俯瞰的視点だけでは具体的な個々の事象を知ることはできません．現場からの情報発信が重要な所以です．一方，現場の具体的事象のみ掌握するだけでは医療の大枠や方向性を見失ってしまう可能性があります．俯瞰的視点は制度理念の構築へとつながります．医療現場で起きる具体的事象の掌握と俯瞰的視点，この双方が有効に機能することが，地域医療の向上につながります．現場実践と制度理念の交差する光芒に私たちの未来があります．

　また，小児医療は本来，全人的な「小児」を対象としています．そのため多職種の領域横断的な共同作業が必要です．医療とは本来そうした構造を有するものです．本書では，最新の IT 技術が地域医療にもたらすオンライン診療や，医療現場で大きな問題となっている医療従事者への暴言・暴力にどう対応するかという課題なども含めました．これらは小児医療に関与する多くの皆様にお役に立てるものと考えております．

　本書読者の皆様とともに，日本の小児医療の未来を作りたいと熱望しています．

　2018 年 7 月

　　　　　　　　　　外房こどもクリニック 理事長　　黒 木 春 郎

目次

第2部　さまざまな疾患・症状などの診かた

第5章　神経発達症について …………………………………… 82

第6章　不登校，あるいは認知の特性について ……………… 93

本書の用法

　初めにこの序章で，著者が考える，これからの小児科外来を成功させるための「7つの鉄則」を紹介します．お忙しい先生も，本書を手に取られたらぜひ，この序章だけは目を通してみてください．必ず，明日からの外来を良い方向に変えるヒントをつかんでいただくことができると確信しています．

　それぞれの「鉄則」の末尾には，その鉄則と特に関連する章を紹介しています．気になった章からお読みいただき，できそうなことがあったらすぐに実践してみてください．それが成功への第一歩です．

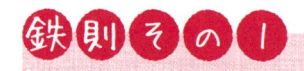

IT の素養を身につけよう！

　インターネットも普及して久しく，一昔前に比べて患者さんの医療情報へのアクセスも飛躍的に容易になりました．実際に，インターネットリテラシーが少しある人では，自分の病気を前もって調べてから来院する患者さんも多くいます．

　著者の外来でのエピソードです．高校生くらいの女性が，唇の発疹を訴えて来院しました．診察室の椅子に座るなり彼女は，「先生，○○皮膚炎って知ってます？」とクイズを出すのです．聞き慣れない病名に，「知らないなぁ」と答えると，すぐさまハンドバックからスマホを取り出し，とあるインターネットサイトの写真を見せながら得意げに，「これ，似てるでしょう？」と言うのです．

　著者は彼女のスマホを受け取り，その場で画面をスクロールしながら，治療に関する記述を探しましたが，残念ながらその記載はありませんでした（笑）．幸い，重症な疾患ではなかったので軟膏を出しただけで彼女は治癒しましたが……．似たような経験は，多くの先生方もされていることと思います．

　アメリカにはさまざまなオンライン診療のシステムがあります．これは，患者さん自身が AI（artificial intelligence；人工知能）を相手に，示されるリストをチェックしながら診断を絞っていくものです．膨大な数の問診記録を解析した結

果を踏まえ，AI が投げかける質問に患者さんが回答していくと，だんだんと診断が絞られて行きます．一段落すると患者さんは，もう少し AI と対話をしますか，ドクターと対話しますかと訊かれ，ドクターを選択すれば，画面を通じてドクターのオンライン診療を受けられるという仕組みです．

このようなビデオチャットでの診療，医療相談はアメリカではかなり普及しています．

AI やインターネットの力を借りることで，医師がいなくても，患者さん自身が情報を得て，ある程度のレベルまでは病気の診断もできる時代が来つつあります．医師にとっては，医師が医師としてすべきことは何か，ということを自覚的に意識しないと，生き残っていくことが難しい時代に入ったと言っても過言ではありません．

また，多くの分野で IoT（internet of things）が導入されています．物，人に関することが情報としてつながるようになっています．医療分野も例外ではなくなるでしょう．

鉄則その 1 と特に関連する章
☛第 3 章 オンライン診療

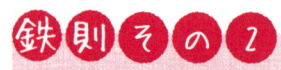

体系化された知識によって，
迅速かつ正確に診断できる医師になろう！

　では，患者さん自身がインターネットによって情報を得ることと，医師の診断とでは，いったい何が違うのでしょうか？

　著者は，両者には知識の体系性の有無という大きな違いがあると考えています．

　分断された個別の情報量を競うならば，人間の記憶力がインターネットや AI にかなうわけがありません．そして，AI であれば million，billion といった単位の情報を一瞬にして検索し，必要な情報を提供することができるでしょう．人間の頭脳に，同じような情報処理能力を期待することは不可能です．

　しかし，熟練した臨床医は，患者さんの診断にあたって，そのような網羅的な情報処理を行っているわけではありません．

　例えば，熱が出て発疹がある，という患者さんを診るとします．単なる情報の網羅的な処理であれば，「発熱」，「発疹」というキーワードから，無数の疾患名をピックアップし，患者さんから提供される情報を踏まえてこれを絞り込んでいく，というプロセスを取るでしょう．しかし，臨床能力が熟練すると，積み重ねてきた経験と，それを通じて体系化された知識を前提に，患者さんの様子と，聴き取った経過から，最短の思考過程をたどり，いくつかの鑑別診断に絞り込むこ

とができます.

　分断された情報と，体系化された知識．これこそが熟練した臨床医の技術であると言えるでしょう．

　また，EBM（evidence-based medicine）を背景としてガイドラインが作成され，多くの領域でガイドラインに沿った診療を行うことが前提とされています．著者もいくつかのガイドライン作成に関与する機会をいただいてきました．EBM による医療の標準化，ガイドラインによる医療の質の向上など，医療界全体にとって大きな前進と思います．個人の経験に偏した指導，その施設にのみ通用する都市伝説とも言える言説が流通していたころと比べれば，大きな進歩でありましょう．一方，EBM はガイドラインに関する誤解もまた見られるようになりました．ガイドラインの文言をそのまま患者さんに適応しようとすること，あたかも医療のマニュアル化であるかのようにガイドラインを読むことなどです．これは臨床医の経験の軽視につながり，その結果，臨床医学は迷走しかねないでしょう．

鉄則その 2 と特に関連する章
　☛第 1 章 ガイドラインを超えた診療

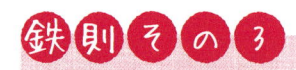

「融解する医療」への対応力を身につけよう！

　プライマリケアにおいては，2型糖尿病など，生活習慣病の慢性患者さんを継続的に診察することも多くなります．そのようなケースでは，基本的には運動療法と食事療法が中心となるでしょう．薬物や，リハビリなどの処方そのものは医師がするにしても，最終的にはそのような問題は，本人の意識に委ねざるを得ません．

　若い知人の糖尿病専門医[*1]からこんな話を聞きました．ある北欧の国．階段とエスカレーターが並んでいます．多くの人はエスカレーターを選択し，階段を上る人は多くありません．そこで，階段にピアノの鍵盤のような模様をつけて，その鍵盤を踏むと音が出るような仕掛けをつけました．すると，ほとんどの人は，面白がって階段を選ぶようになりました．面白さ，楽しさが階段を上ろうというモチベーションを起こすわけです[*2]．

　生活習慣病の指導においても，モチベーションを起こすこと，やる気を引き出すことが必要になります．しかしここで求められるのは，医学的な知識やノウハウではなく，コーチングなどの別の技術です．

[*1] 旭中央病院内科　大西俊一郎氏．
[*2] https://noizmoon.com/2014/08/▶─エスカレーターがあっても登りたくなる階段．html

　また，どのような食事をしたら良いかを考えるのは，基本的には栄養士さんの仕事です．このように考えていくと，医師が医師としてすべき仕事が究極的には消滅する可能性があるとすら感じます．医療の周辺がだんだん溶解していく，そんなイメージです．

　加えて，モンスターペイシェントという言葉が聞かれるようになって久しいですが，クレイマーのような患者が跋扈するようになったのも，医療をサービス業と捉える風潮と無関係ではないでしょう．このような面からも，もはや医療は聖域ではなく，その職域が溶解しつつあることを感じ取らざるを得ません．

　このような状況に対応しつつ，医師だからこそ可能な役割を地域社会のなかで果たしていくことがプライマリケア医の役割であると言えるでしょう．

鉄則その 3 と特に関連する章
☛ 第 4 章 医療従事者への暴力の問題，第 6 章 不登校，あるいは認知の特性について

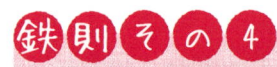 「変遷する医療保険制度」の時代を 生き抜ける医師になろう！

いまや，世界に誇る日本の医療保険制度も，超高齢化社会を迎えて財政的に危機的な状況にあります．

そのようななかで，自由診療的な側面を促進する動きもあります．例えば，これまで処方薬であった薬，1例をあげれば，フェキソフェナジン塩酸塩がOTC医薬品（一般用医薬品）として市販されるようになりました．医療機関を受診する時間のない人は，花粉症と自己診断すれば，ドラッグストアで「アレグラ®FX」を購入できるようになったわけです．

将来，さらに規制が緩和され，インフルエンザの迅速診断キットが市販されるようになったら，それをコンビニで購入し，陽性反応が出たら，またコンビニで治療薬を購入して服用する，ということにもなりかねません．

このように，医療保険制度自体が変化しつつあるわけですが，医師という職業は，良かれ悪しかれ，この制度に守られている側面があります．しかし，製薬メーカーなどの企業にとっては，利潤を上げることが至上の目的です（また，そうでなければ企業としての責任を果たしたとは言えません）医療のなかに市場原理が貫かれます．

アメリカでは数年前に，処方薬のコマーシャルを直接国民向けに行うことが解禁されました．ついにFDA（食品医薬品局）がグローバル製薬企業に押し切られたわけです．それ

以来，処方薬のテレビCMが一気に増えました．医療には市場原理に馴染まない側面があります．資本の原理によって国の規制が外されることで，医師の業務が公的なレギュレーションではなく，民間医療保険に支配される[*1]という弊害もあります．しかし，これは世界的な趨勢であり，医師もこれに対応することを余儀なくされています．グローバル製薬企業の提供する医療に弊害ばかりというわけではありませんが，アメリカ医療のある面からは何か資本主義の極北を見る思いが惹起されます．

鉄則その4と特に関連する章
☛第3章 オンライン診療

[*1]堤　未果. 沈みゆく大国アメリカ 逃げ切れ！日本の医療. 集英社, 2015.

鉄則その5
高いコミュニケーションスキルを
もった医師になろう！

　本書では小児科外来において，睡眠時無呼吸症候群，便秘，夜尿といった問題も，診療の対象とすることを提言する予定です．患者さんとの意思疎通，いかに問題を引き出すかは，現状では医師であるからこそできる仕事と考えます．

　医療とは生物医学だけで成立するものではなく，対人関係も大切な要素です．良好な対人関係があってこそ，患者さんの抱える問題点を引き出し，QOLを上げることが可能になります．

　だからこそプライマリケアにおいては，看護師や心理士など，医師と比べて患者さんと身近に接することのできる他職種との連携が重要だと考えています．文献だけの知識は単なる情報の断片であり，それはAIが担えることです．物事はらせん状に発展します．生物医学が医療の中核としてあり，その後領域横断的な動きが出て，さらにそのうえで再度，生物医学の意義が見直されることになるでしょう．

　いずれにしても，これからの医師には，さらに高いコミュニケーションスキルが求められることは間違いありません．

鉄則その5と特に関連する章
☛第4章 医療従事者への暴力の問題，第5章 神経発達症について，第7章 睡眠時無呼吸症候群（SAS）について，第10章 付き添いの母親への対応について

JCOPY 498-14560

鉄則その6
「個別・精密医療と東アジア伝統医学」の考えかたを身につけよう！

およそ 1980 年代から，EBM の重要性が言われるようになりました．いままで経験的に行われてきた医療に，エビデンスが求められるようになったのです．エビデンスレベルにおいては，専門家個人の意見＝エキスパートオピニオンが一番低いものとされ，ランダム化比較試験（RCT）のメタアナリシスが最も高いものと位置づけられています．

しかし，これはあくまでも確率の話であって，ある 1 人の患者さんに A と B のどちらの治療法が良いかを知らせるものではありません．それは EBM という手法の限界でもあります．

一方で最近では，精密医療＝プレシジョン・メディシン（precision medicine）ということが言われるようになってきました．主にがんの患者さんについて，同じ病名でも治療への反応性が異なるいろいろなタイプがあることに着目し，それに従って，患者さん個人のレベルでそれぞれに適した治療を施そうとする考えかたです．

アメリカのオバマ大統領時代から言われ始めた考えかたですが，実際に臨床試験のトレンドを見ても，RCT が中心を占めていた '80，'90 年代とは異なり，最近では個別医療のための臨床試験が増えてきています．これは n1 スタディ（N-of-1 trial）と呼ばれるもので，n ＝ 1，つまり 1 人を対

象とした臨床研究です．これについては，すでにガイドラインも出ています．

このように，1人の患者さんについて2つの治療法のクロスオーバーを組み合わせて見ていく方法が主流になりつつあり，多施設での大量の患者さんを比べるという方法はすでに過去のものになりつつあります．

小児科の領域で見ても，例えば，喘息という1つの疾患について考えたときにも，ロイコトリエン受容体拮抗薬が効く患者さんと，あまり効かない人がいます．同じ喘息という診断名なのに，なぜある治療薬が効く人と効かない人がいるのか，考えてみれば不思議な話です．

それは，診断の体系が，症状・所見によって構成されているからで，いわば肉眼的なものに依存しているからです．同じ症状所見があっても，一歩深まった病態にはさまざまなものがあるのです．そのようなことを，医師はみな当たり前だと思っていますが，ガイドラインに沿った治療法が効くかどうかは，それを行ってみなければわからないのが現状です．

著者は，上記の例で言えば，ロイコトリエン受容体拮抗薬が効く患者さんは，「ロイコトリエン受容体拮抗薬反応性疾患」と呼べば良いと考えるのですが……．将来的には，診断体系を変えていくことも真剣に検討すべきではないでしょうか．ある治療に対する反応が良いとわかっていれば，最初からその治療を行えば良いわけです．それこそが患者志向，個別化医療のプレシジョン・メディシンであると言えるでしょう．

そして，これと同じ考え方は実は1000年以上前から存在

していたのです．東アジア伝統医学における「証」の考えか
たです．証は漢方薬への反応性を見るもの．葛根湯証は葛根
湯が効く患者さんの証を意味します．「ロイコトリエン受容
体拮抗薬反応性疾患」の考えかたと同じです．その意味でも，
漢方医学を導入する意義は大きいと言えるでしょう．

鉄則その 6 と特に関連する章
　☞第 2 章　個別・精密医療—患者志向と医療への
　　AI の参入

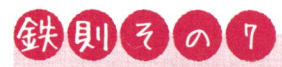

（小児）医療の変遷─子どもと家族の QOL 向上への対応力を身につけよう！

　医師不足と言われますが，実は小児科医は漸増しています．全人的診療科としての小児科の人気は高く，小児科医を志す若者はわずかながらも増えているのです．しかし，小児科を標榜することは，診療の手間の面からも診療報酬の面からも割に合わない選択です．一方，小児科標榜医療機関は漸減しています．つまり，小児医療は集約化の方向に向かっているのです．

　一方で，小児救急患者は増えています．＃8000 という時間外の小児医療相談を受け付ける電話サービスがあり，小児科医が交代で対応していますが，ここの相談数は激増しています．ここで，二次病院で小児救急を受診する患者も約9割が軽症と言われています．

　これらのデータから，軽症の子どもを早く医療にアプローチさせるようになっていることがわかります．ワクチンの普及などにより，小児の重症患者は減っています．この状況を，医療の目的が，患者を命に関わる疾患から救うことから，患者・家族の QOL を高めることに変化しつつあるのだと捉えることもできるでしょう．睡眠時無呼吸症候群（SAS）の問題もしかりです．SAS ですぐに亡くなるわけではありません．しかし放置すると，低酸素により高次脳機能障害になることがあり得るので，早期介入が必要だという議論もあります．

生死ではなく，例えば，高次脳機能を疾患治療のエンドポイントとして見るようになったのです．われわれは，こうした医療の変化を念頭において患者に対する必要があると言えるでしょう．

鉄則その7と特に関連する章

☛第5章 神経発達症について，第7章 睡眠時無呼吸症候群（SAS）について，第8章 便秘・夜尿などについて

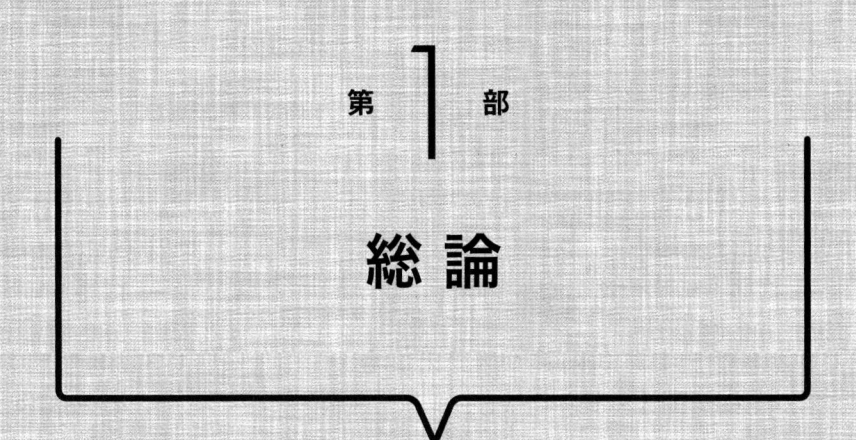

第 1 部

総　論

第1章

ガイドラインを超えた診療

体系化されない知識は単に情報の断片である.

マニュアル通りでは何か間違う

ある患者さん，30 歳代女性，発熱，倦怠感を訴え，ある市中病院の救急外来を受診しました．咽頭発赤はなく，気道症状もありません．身体局所での熱源は不明です．腰痛を訴えていました．担当医は腰部の叩打痛があると判断し，検尿と血液検査を施行，大きな問題はありません．担当医は発熱，熱源不明，叩打痛から上部尿路感染を追究しなければならないと考えました．検尿も血液検査も初期であれば異常がないこともあるからです．また，検尿は上部尿路感染で必ずしもすべて所見が見られるとは限りません．担当医は割と勉強熱心な後期研修終了後の医師です．腹部造影 CT を依頼しようとしました，経過をそばで見ていた救急外来の看護師さんがそこで助言しました．この方のお子さんは昨日インフルエンザで受診しています，旦那さんもインフルエンザだそうです．

問診しない限り発見できない

　小学校高学年，男子，不注意，イライラしている，最近学校に行きたくなくなったとして相談に見えました．成績が下降気味で，両親は育児・子どもの教育に熱心です．また，医学情報も良く集めています．医師に質問するべきことも整理されています．充分に準備をされて受診したことがわかります．そういえば，この子は前からものを忘れやすかった，ときに夜尿がある，「発達障害」ではないか，と心配されています．学校でもそう言われたそうです．最近は集中力がなく，学校の先生の話を聞いていないように見える．ボーっとしていることが多いと言います．診療して問診しますと児の既往歴から極端な不注意はない様子です．多動，衝動性も顕著ではありません．口を開けて呼吸しています．聞けば朝は機嫌が悪く，なかなか起きてきません．いびきをかいています．さらに問診すると，通年性の鼻炎の症状所見があります．アレルギーの検索，アデノイド肥大の検索を行い，アレルギー性鼻炎の治療を開始しました．鼻閉，いびきの改善とともに不注意は軽快し，夜尿も減少しました．「発達障害」という言葉は独り歩きし，学校現場では先生が子どもをそうではないかと疑い，保護者も自分の子どもがそうではないか心配しています．安易な断片的な情報から「過剰診断」とも言える状況が生じています．医師のなすべきことが見えてきます．

　また，ある中核病院で後期研修医の例，体重増加不良の乳

児，5 カ月くらいの児を診察．確かに哺乳量は少ない，基礎疾患は除外できる，すると，研修医は経腸栄養剤液を処方しました．母親がとても飲ませられない，段ボールにいっぱい入っていてどうしよう，と困惑して当院を受診されました．ひと言上級医に声をかけるべきところでしょうが，それも本人が疑問に思わなければ質問も出ません．実際の育児を知らなければ，医療以前の問題に突き当たります．

ガイドラインを踏まえて，ガイドラインを超えて

　細菌性髄膜炎，真菌性髄膜炎の治療にバンコマイシンが推奨されているガイドラインがあります．むしろ一般的とも言えます．確かに肺炎球菌や通常のブドウ球菌には感受性は良いのですが，髄液移行は不良であるというかなり大きな欠点があります．なぜ，アメリカのガイドラインに採用されているか，それは多くの文献があること（歴史のある薬剤であるがゆえです），安価であること，日本で使用可能でもアメリカで発売されていないカルバペネム系薬剤はそもそもアメリカのガイドラインに掲載されないこと，などがあげられます．アメリカのガイドラインの記載の背景にこうした数多くの文化的・経済的・政治的バイアスがあることは知っておくべきでしょう．Literacy というべき能力です．また，A 群レンサ球菌咽頭扁桃炎の治療もなぜ広域抗菌薬であるアモキシシリンが 10 日間もの長期にわたり投与されなければならないのか，これもアメリカの教科書やガイドラインを読む際に注意するべきです．GAS 咽頭扁桃炎の治療の目的をリウマ

チ熱の予防に置いていること，では，咽頭扁桃炎の治療はどうかというとそこはあいまい．咽頭扁桃炎自体の治療を目的とすれば，短期療法が優位であることは明らかです．最近の研修医の皆さんを見ると，ガイドラインを読むことは医師としての勉強でありその到達点のように思われがちですが，そうではありません．その先の，ガイドラインを実際に適応することが求められています．また，ある医学部学生の文章を最近読む機会がありました．留学支援の企画に寄せた文章です．その学生は臨床医学の授業ではガイドライン通りの治療の話しかなくてつまらない，自分は新しい治療法を学びたい，と．強い目的意識の発露がありました．指導者がマニュアル通りなら，意欲ある若手は去っていくでしょう．ガイドラインは医療の前提，それを踏まえた実践が重要です．

第2章

個別・精密医療
―患者志向と医療への AI の参入

医学に関する情報の質の変化

　　近年になり omics data とよばれる膨大な情報の集積と解析が可能となりました．Omics data とは genome-DNA sequence, transcriptome, proteome, metabolome, microbiome, そして epigenome などからの情報を指します．現在は人体・疾患に関する収集可能な情報が爆発的に増加しています．大まかに言えば，例えば，マススペクトル（mass spectrum；MS）という方法で，検体中（例えば，血液で）の物質を網羅的に検出できます．従来の方法はある物質の濃度を測定しようとして，その物質を特定する方法で検出するものです．これを target analysis と言います．MS によれば non target analysis すなわち，その検体中の物質を網羅的に検出できます（この場合，検出されるのは物質の化学式であり，その質量/イオン比であり，強度として算出されます）．こうして収集された情報は既知のものとしてさらに利用されていきます．また，膨大なデータを臨床につなげる方法も進んでいます．例えば，ある感染症に対する薬剤を開発するとき，その感染症に関する既知の情報をコンピューター上に作

成した炎症の経路に入力します（pathway deep curation）．ここで作成したものを map として使用し，その新薬候補化合物を投与することによって惹起される物質を non target analysis で検出します．検出されたデータを先のデータベースに入れていきます．そのとき既知の物質と新規化合物質がどのように結合するかもある程度わかります．そのようにして，創薬することが「*In silico* 創薬」とよばれています．こうした過程はすべてコンピューター上で行われます．これを *in silico* simulation と言います．*In silico* simulation により，薬剤開発初期の段階では，動物実験は不要になりつつあります．

　AI（artificial intelligence；人工知能）と医療の関係では，医療モデルの研究があげられます．主に数学者[1] が医療に参入しており，その領域の研究は興隆しています．AI と医療モデルの研究は近年目立ってきています．著者の知見の範囲でも，熟練した臨床医の診断治療過程をモデル化する，ある疾患のバイオマーカーと診断過程をモデル化する，肺炎の病態・宿主の条件から抗菌薬投与方法をモデル化するなどの研究があります．しかし，臨床医からの研究は少ないのが現状です．それぞれの研究を見てもまだ臨床医療で利用できる段階ではないと思われますが，将来の方向は確実にそちらへ向かうでしょう．

　AI の参入は医療に何をもたらすのでしょうか．医師の仕

---

[1] 合原一幸，編．暮らしを変える驚きの数理工学．ウェッジ選書；2015．

事はなくなる，医療現場に人間はいなくなる，医療は医師と患者の感情の交流が必要だ，AI では代替不可能であるなど種々の懸念が出てくるでしょう．ここで別領域での例をあげてみます．AI による将棋ソフトが開発され，ついに将棋ソフトがプロ棋士に勝利したことは記憶に新しいと思います．その将棋 AI ソフト開発の経緯を当事者が書いた書籍が出版されています．この書は単に将棋というゲームの話ではなく，AI と人間の関係[*2]を考察したものです．そして言えることは，AI による将棋ソフトが高度になっても将棋というゲームは続き，人々は将棋を愛好していることです．あくまでも将棋を行うのは人間です．AI による将棋ソフトがプロ棋士に勝利したとき，その会見はシーンと静まり返っていたそうです．AI によるソフト開発者からすれば大きな技術の進歩だったのですが，そのことにはまったく触れられることなく将棋の終焉のような雰囲気でした．その後，どうなったかと言うと，将棋は続き愛好者も専門棋士もむしろ AI ソフトを取り込んでいます．医療への AI，IT（information technology），IoT（internet of things）の参入，例えばオンライン診療をとっても，診療は五感で行うもの，オンライン診療は安易な医療を促進する，都市部だけが優位であるなどオンライン診療の本質から離れた反対意見が見られますが，ちょうど AI ソフトが将棋界で受け入れられ，むしろ愛好者

[*2] 山本一成．人工知能はどのようにして「名人」を超えたのか？─最強の将棋 AI ポナンザの開発者が教える機械学習・深層学習・強化学習の本質．ダイヤモンド社；2017．

や棋士がそれを取り込んでいるように，医療にも同様のことが言えるだろうと思います[*3].

個別医療と臨床研究

　ここで臨床研究方法の変遷を概観してみます．1940 年代，ペニシリンの登場と軌を一にして最初の大規模ランダム化比較試験が行われました．現在の臨床研究の基盤，危険因子，多変量解析などの方法もここで始まっています．1990 年代には EBM が提唱され，その後大規模ゲノム解析が可能となった 2010 年以降，時代は個別・精密医療へと急速に進展します．最近 10 年間でのこうした臨床研究の変遷は著しいものがあります．

　その個別医療の臨床研究方法として N-of-1 trial が注目されています（**図 1**）．N-of-1 trial とは 1 例を組み入れる臨床試験という意味であり，2014 年にアメリカの医療研究・品質庁 AHRQ（Agency for Healthcare Research）がガイドラインを発表[*4]，以降この方法による多くの研究報告がなされています．ちょうど，臨床医がある 1 人の患者さんの治療にあたるとき，その感触，患者さん（ないしその保護者）か

[*3] AI と私たちの生活を考えるうえでは，以下が必読書．落合陽一．超 AI 時代の生存戦略―シンギュラリティ〈2040 年代〉に備える 34 のリスト．大和書房；2017．聖書からマルクスまで，生活の些細な場面から成果を俯瞰する視点まで網羅されています．彼こそ，この AI 時代に日本が生んだデジタルネイティブの天才です．

[*4] Design and implementation of N-of-1 trials: A user's guide. AHRQ; 2014. https://effectivehealthcare.ahrq.gov/topics/n-1-trials/research-2014-5（2018 年 7 月 6 日現在）

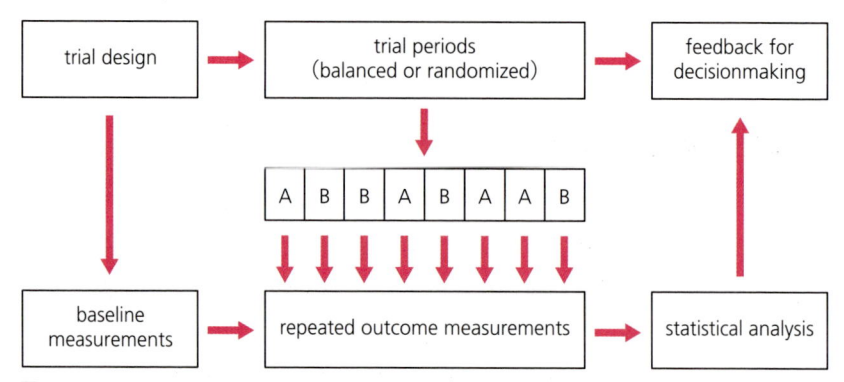

図 1　N-of-1 trial のシェーマ

(Design and implementation of N-of-1 trials: A user's guide. AHRQ; 2014.
https://effectivehealthcare.ahrq.gov/topics/n-1-trials/research-2014-5 より)

　らの意見・感想をもとにして治療を組み立てる，その思考と
似ています．その症例にどの治療法が有効であるかを見るこ
とができる方法です．

　さて，今後の個別・精密医療は P4 medicine と言われます．
P4 と は predictive, preventive, personalized, participatory
の頭文字です．Systems biology の進展とともに，この P4
medicine が近未来の医療の形となるでしょう（**図 2**）．

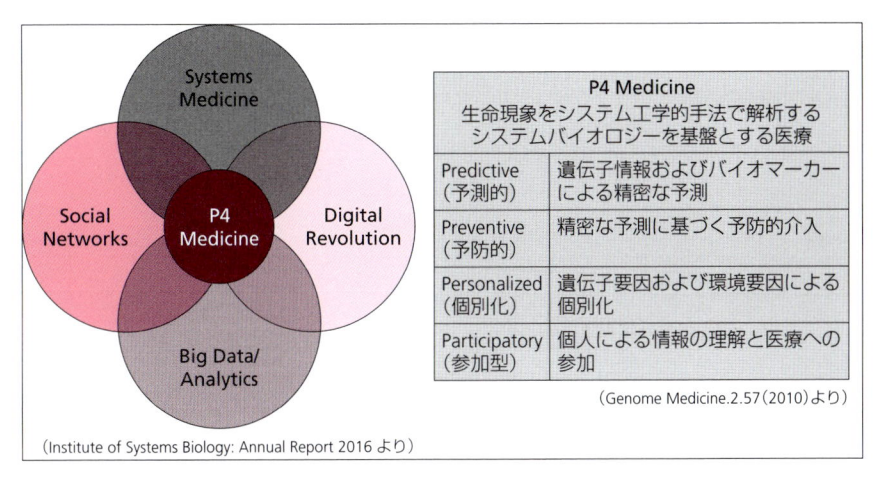

図2 今後の個別化医療と先制医療モデル: Systems（P4）Medicine

P4 は，Predictive（予測医療），Preventive（予防医療），Personalized（個別化医療），
Participatory（患者・市民参加型医療）.

（左図は Flores M, Glusman G, Brogaard K, et al. P4 medicine: how systems medicine
will transform the healthcare sector and society. Per Med. 2013; 10: 565-76 より改変）

第3章

オンライン診療

オンライン診療が始まる

　平成 30 年度診療報酬改定に際して，中医協（中央社会保険医療協議会）から 2018 年 2 月 7 日に診療報酬改定案の提案がなされました．その後 3 月 5 日に厚生労働省から告示が出され，「オンライン診療料」と「オンライン医学管理料」に代表される項目が新設されることとなりました．（詳細は章末資料 1 参照）これにより，今後オンライン診療は，外来診療，入院，訪問診療に次ぐ 4 つめの診療スタイルとして，広く普及していくことが期待されます．オンライン診療の解禁と言われた事務連絡から 3 年，研究会発足から 2 年で保険診療の枠内に組み入れられたことは異例の速さです．

これまでの歴史—遠隔診療・オンライン診療の「解禁」

　いわゆる遠隔診療とは，「情報通信機器を用いた診療」（平成 9 年 12 月 24 日付け厚生省健康政策局長通知）を指します．そして，この厚生省通知は，遠隔診療の対象となる「直接の対面診療を行うことが困難である場合」について，「離

島，へき地の患者」を例示していました．

　そのような背景もあり，これまでの遠隔診療とは，例えば，離島，へき地で，難しい患者さんを診療する医師が，X線や CT を撮って，中核病院にいる専門医に画像を送ってアドバイスを求めるといった，物理的に距離の離れた地点間での医師同士の利用がイメージされる概念でした．また，この具体例は，D to D（Doctor to Doctor）の遠隔診療と分類されるものになります．

　しかし，平成 27 年 8 月 10 日付けの厚生労働省医政局長事務連絡により，上記の「離島，へき地の患者」が例示に過ぎないことが改めて確認されました．上記の通り，これまで一般に，遠隔診療は「離島，へき地」に限られると理解されていたわけですが，あえて厚生労働省がこの点について，「例示」に過ぎないと強調したわけです．これが，遠隔診療の「解禁」として，大きな反響をもって迎えられました．

　では，この遠隔診療の解禁とはどのような意味をもつものなのでしょうか．

　今日では，パソコンやスマートフォンを用い，インターネットを通じて誰でも容易にビデオチャットを利用することができます．ひと言で言えば，この「遠隔診療の解禁」によって，このような通信手段を用いた D to P（Doctor to Patient）の診療が普及する機運が一気に高まったのです．

　なお，本書では以後原則として「オンライン診療」の語を用います．「遠隔診療」という用語には，従来の離島，へき地のイメージが強く染みついています．新しい酒は新しい革

袋に，と言われる通り，「オンライン診療」という新しい用語を用いることが医療の新しい概念にふさわしいと考えるからです．

オンライン診療とは具体的にどんなものか

　ここでオンライン診療になじみがないという先生のために，オンライン診療を具体的にイメージして頂けるよう，簡単にご紹介しておきます．

　と言っても，難しいことは何もありません．予定の時刻になったら，患者さんにインターネット環境を備えた自宅で，パソコン，スマートフォンやタブレットを前にして準備してもらいます．著者は小児科医ですから，多くの場合，患児と保護者が画面に映るようにしてもらいます．うっかりしていると，お子さんだけをカメラの前に座らせる保護者もいらっしゃいますので，対面診療に近い状態となるよう，保護者にも画面に映り込むようにお願いすることが必要になったりもします．

　医師も診察室のパソコンでオンライン診療システムを立ち上げ，カルテ情報を開いて，モニター画面を通じて患者さんと向き合います．あとは対面診療と何も変わりません．問診と視診を行って，状態が安定していれば特に問題のないことを確認したら終了です．もし，治療介入するべきエピソードが何日か前にあり，現在は安定していればそれに対応します．例えば，慢性じんましんで今は安定していますが，2 週間前に 1 ～ 2 日間膨疹が出現した場合，その画像を添付デー

タで確認し，必要であれば追加の処方をします．もし，今熱があります，喘鳴がありますといった場合には，オンライン診療では対応できない旨を伝え，対面診療で受診するようお話しします．また，実際にオンライン診療を経験した先生から，対面診療ではカルテを入力するためにパソコンに向かうなど，つい患者さんから視線を外してしまいがちだが，オンラインだとむしろ相手の顔を見て話すようになる，という感想を聞いたこともあります（実際には画面の患者さんの顔ではなく，カメラを見るわけですが．カメラは多くの場合，画面の上部についていますので，それを見ないで画面に映る患者さんの顔ばかり見ていると，患者さんからは，うつむいた医師の姿しか見えません）．処方せんは患者さんの自宅宛に郵送します．有効期間は通常よりも長い 1 週間としています．患者さんは，近所の薬局で薬を受け取ることになります．

　患者さんにとってはやはり，通院の労力が大幅に削減されることが大きなメリットでしょう．一方，医師の側からすると，診察時間は取り立てて短縮されません．オンライン診療システムを立ち上げて閉じるといったことも含めると，対面のほうがむしろ効率的です．実際に行ってみると，1.5 倍ぐらいの時間を要するというのが実感です．しかし，医師も患者さんも診療に慣れてきますと，その手間は短縮されます．

　システムそのものは，いまや複数のスタートアップ企業がサービスを提供していますので，吟味したうえで容易に導入できます．しかし，費用に見合うメリットは，現在のとこ

　ろ，経済合理的に考えればそれほどはありません．あえて言えば，他院との差別化を図れる，というくらいでしょうか．

　なお，オンライン診療導入時の患者さんの反応ですが，当院で導入当初，意外にもお勧めした患者さんのなかには，すぐに利用登録をしようとはなさらない方も多くいらっしゃいました．対面での診療にこだわりを示される方のほか，利用登録が面倒だとおっしゃる方もありました．そのような患者さんには，個人情報（クレジットカード情報）入力の手前まで，クリニックで手伝ってあげることが親切でしょう．また，オンライン診療ではクレジットカード決済を行うので，カードが必要なのですが，これをもたない（もてない）患者さんもいらっしゃいます．今後の課題と考えます．

当院がオンライン診療を開始した理由

　著者のクリニックでは 2016 年 6 月にオンライン診療のシステムを導入しました．

　著者がオンライン診療を導入したのは，それが地域医療に大きな変革を及ぼす可能性を孕んだ，まったく新しい概念になり得ると直感したからです．

　新しい地域医療の概念という点では，十数年前の「在宅医療」制度の登場がありました．これまでも「往診」という概念こそ存在しましたが，今日のように，定期的な訪問診療を含む在宅医療という概念が一分野として確立するとは，誰も予想できなかったのではないでしょうか．これと同じように，入院診療，外来診療，在宅診療と並んで，オンライン診

JCOPY 498-14560

療が 1 カテゴリーとなる時代が来るでしょう．現在のところ，保険診療でオンライン診療を行うには初診で対面診療を行うことが必要ですし，診療所の開設には場所と設備が必要ですから，オンライン専門診療所の設置は不可能です．そうした意味とは異なり，今回の保険点数の新設によりオンライン診療は現実のものとなり，今後は「どのような疾患がオンライン診療の適応になるのか」が課題となっていくでしょう．

　小児過疎地域に位置する当院は，小児プライマリケア施設として領域横断的な診療を実践しています．オンライン診療の可能性は，患者さんの QOL 向上につながります．IT 技術の進化が地域医療にどのような影響を及ぼすのか．オンライン診療という新しい医療概念の登場を当事者として，身をもって体験していきたいと考えています．

オンライン診療の適応，オンライン診療に対する否定的意見について

　ここでオンライン診療の適応を確認しておきます．著者は以下の 2 点を満たす場合が，オンライン診療の適応となり得る患者さんだと考えています．

① 問診と視診で診察が可能な場合
② 医師–患者間の信頼関係が成立していて，ビデオチャットで充分に意思疎通が可能であること

　具体的な疾患としては，状態の安定したぜんそく・神経発達症・重度心身障害・てんかん，アレルギー性鼻炎の舌下免疫療法，慢性じんましん，さらに，夜尿症や慢性の便秘などもオンライン診療に適しています．医師-患者間の信頼関係の確立は前提です．

　オンライン診療に対する否定的な意見としては，医師の診療は五感を通して行うものであり，ビデオチャットでは診療は成立しない，安易な処方が横行する，などというものがあります．しかし，上記の要件を満たせば，対面診療にオンライン診療を取り入れることは可能です．オンライン診療の適応を医師側が決定することが大事です．

　慢性疾患では往々にして，いわゆる 3 カ月処方が行われがちですが，3 カ月に 1 度しか対面で診療しないことに比べれば，例えば，1 カ月おきにオンライン診療と対面診療を実施するほうが患者さんとの距離は近くなり，アドヒアランスも向上します．また，診察を行わずに処方だけをすること，無診療処方は原則として禁止ですが，実際にはときに行われていると思われます．これも患者さんにとって通院が負担であることが背景にあるためです．オンライン診療を取り入れることで，無診療処方を避けられるでしょう．

　また，オンライン診療は患者さんに乱用されるのではないか，わがままを言う人が出てくるのではないか，という漠然とした批判もあります．しかしこれは，適応を踏まえて，医療側がふさわしいと考えた患者さんに対してのみ，オンライン診療を提案することで防げます．そもそもトラブルメー

JCOPY 498-14560

カーは，対面診療であろうとオンライン診療であろうと，ト
ラブルメーカーであることに変わりありません．薬の乱用に
つながらないか，個人情報が流出しないかという懸念もあり
ますが，いずれも適切な規制と医療側の使用方法により解決
可能と考えます．少なくとも，オンライン診療を否定する要
因ではないでしょう．

当院におけるオンライン診療の具体例[1]

【患児 1】1 歳女児　喘息

　長期管理が必要な状態なのですが，アドヒアランスが不良
で，定期的に通院せず，投薬も不規則になっており，増悪し
て発作が起きると病院の救急外来に駆け込むことを繰り返し
ていました．話を訊くと，兄と双子の同胞があり，お母さん
は仕事と家事に毎日奔走しているそうです．

　自宅は当院から 10km 程度の距離で当院の患者さんとし
てはさほど遠いわけではありません．当院への通院は予約外
ですと待ち時間も含めると 1 〜 2 時間かかってしまいます．
他の子どもの世話や自分の仕事があり，喘息の児は普段は一
見元気であることなどから，クリニックへの通院は定期的に
行えていませんでした．喘息はコントロールされていれば，
普段は症状の出ない病気です．しかし，それは服薬を続けて
いるからであって，このケースのように投薬が不規則になる

---

[1] ここであげた疾患は，オンライン診療保険適応とは限りません．し
　　かし，オンライン診療は可能であり，診療のモデルとして記載しま
　　した．

と大きな発作を起してしまうのは当然のことです. そうなってから病院を受診するのは, 患者や家族にとっても非常に疲弊することです.

　そこで著者は, この患者さんにオンライン診療を勧めました. 状態が落ち着いていて, ある程度信頼関係ができていれば, このようなケースではオンライン診療が大変有効です. この患者さんの場合, オンライン診療の受け入れもとても良好で, その後は長期管理を持続でき, 安定した経過が続いています.

【患児2】12歳男児 神経発達症〔特に, 注意欠如・多動症（ADHD）〕

　学童期の神経発達症の患者さんです. 治療開始から一定期間が経過して, 状態は安定しています. 通院するには学校を休まなければいけませんが, あまり休みたくないものです. そこで, この患者さんを含め, 何人かの患者さんにオンライン診療を勧めて, 実際に行っています. 対面診療とオンライン診療を隔月で継続しています.

　本人と家族の負担が減るのはもちろんです. また, 神経発達症では, クリニックに来たときには見せないリラックスした様子を, 画面を通じて見せてくれる患者さんもいます. 本人にとって, 家庭で受診できることが精神的な負担を和らげてくれるのでしょうし, 医師にとっても家庭での様子を垣間見ることで, 貴重な情報を得ることができます. 現状では電話再診と同等の扱いであり, 小児特定疾患カウンセリング料*2 は算定できません. 制度が現状に追いついていない

例と言えます．医療側の持ち出しでの運営となってしまっています（章末資料 1 参照）．

【患児 3】7 歳男児　慢性じんましん

慢性じんましんの患者さんで，状態はほぼ安定しているのですが，ときとして増悪します．通常は受診時に症状が出ていないと状態が確認できないのですが，この患者さんの保護者は，増悪時の写真を撮影し，オンライン診療システムのなかにそれを保存して，経時的な写真を見せながら状況を話してくれます．もちろん，対面受診でも可能なことではありますが，オンライン診療はこのような使いかたに馴染むものと感じています．

原則として，対面診療とオンライン診療を隔月で行うことによって，対面での診療を確保しつつ，診療を継続することが可能になっています．

【患児 4】15 歳　自閉スペクトラム症

患者さんの日ごろの状態は比較的安定しています．投薬〔エビリファイ®，抑肝散（よくかんさん）〕の投与を継続しています．常時の支援が必要で，外出時に予想しない出来事があるとときどき興奮して暴れだすことがあり，保護者の付き添いが必須です．月 1 回通院していただき，児の様子を見て投薬を継続しています．児と保護者とともに面談して，1 カ月間の出来事を訊いています．面談が主たる内容であり，

---

*²この原稿を執筆中の 2018 年 3 月 5 日，厚生労働省から診療報酬改定が告示されました．実際の運用はこれからであり，具体的な解釈は運用されてから蓄積されると思われます．また，対象疾患の限定の問題などがありますが，これは今後の課題として残されるでしょう．

ほぼ話が通じる関係となっているので，オンライン診療を提案しました．隔月で対面診療と組み合わせ，ご家族本人の通院への負担を軽減することができました．

【患児 5】14 歳 重度心身障害

当院開設以来，通院していただいている方です．便秘，反復性気管支炎，嚥下障害などにより医療の継続が必要です．全介助であり，通院には保護者と介助者が付き添います．オンライン診療を提案し，当初，保護者がスマートフォンやパソコンの操作に不慣れでオンライン診療へのアクセスがうまくいきませんでしたが，介助者の助力でアクセス可能となりました．一度オンライン診療でうまくいくと，その後は隔月で続けています．通院負担が軽減され，大変感謝されました．

【患児 6】6 歳 喘息，アレルギー性鼻炎，アトピー性皮膚炎，食物アレルギー

多彩なアレルギー素因を擁しています．ご実家が当院近隣，現住所は二県をまたいだ先です．近隣には小児科専門医がいないこと，小児科の外来を開いている地域病院までは 1 時間くらいかかり，食物アレルギーの診療，負荷試験などはできないと言われ当院を受診されました．当院で精査加療，外来での負荷試験なども施行，状態はほぼ安定し，方針もほぼ確定できました．これまで，月 1 回程度帰省してその都度当院を受診してもらいましたが，通院は 2 〜 3 カ月程度として月 1 回オンライン診療としました．皮疹の具合はパソコン上の画面で確認でき，他の症状は問診で確認するの

で，診療の質を下げることなく治療を継続できています．

【患児 7】15 歳　アレルギー性鼻炎，舌下免疫療法

　アレルギー性鼻炎の治療に舌下免疫療法を導入した患者さんです．原疾患は安定し，舌下免疫療法の導入も順調でした．高校入学も控え，通院が困難になることを相談されました．これまでなら，「保護者に来ていただき薬のみの処方」となるか，あるいは 3 カ月処方となるところです．無診療処方は原則として禁止ですし，3 カ月処方も患者さんとのつながりを考えると避けたいところです．舌下免疫療法継続中に口腔内違和感が出ることもありますし，また，治療継続への意欲を維持するためにも月 1 回程度はご本人と面談することが良いと考えています．この患者さんには高校入学後隔月オンライン診療を提案し継続しています．その後，当院では舌下免疫療法の初回は院内での投与，増量時には通院，維持量になり特に問題なければ隔月でのオンライン診療と対面診療を組み合わせるようにしました．

　当院の経験では，当初オンライン診療への戸惑う方も一度始めるとほぼ必ず続けられています．これまで，大きなトラブルはありません．

　なお，慢性疾患をお持ちで 2 県をまたいだ専門施設に通院中の患者さんがいらっしゃいます．当院には別の疾患の長期管理で通院中です．当院での通院には隔月でオンライン診療を利用していただいています．遠方の専門施設では，状態が安定していれば診療は 10 分程度です．専門施設には 2 〜

3 カ月ごとの通院なのですが，その方はその専門施設にもオンライン診療を取り入れてほしいと切に願っていました．

保護者と患者さんはオンライン診療をどう捉えるか

当初，オンライン診療を導入するとき，著者はいわばテレビ電話，ビデオチャットでのコミュニケーションは実際の対面でのそれとどう異なるのか，そこに関心がありました．例えば，予備校での中継での授業は実際の授業とどう異なるでしょうか．あるいは，会議や討議をテレビ電話で行うのと対面で行うのとでは，意思疎通にどう相違があるでしょうか．やはり（当然でしょうが），実際の対面とパソコンやスマートフォンの画面を通じてのやり取りではコミュニケーションの質は異なるのでしょう．オンライン診療への忌避感の 1 つもそのあたりにあると思われました．そこで，涌水理恵さん（筑波大学医学医療系），佐々木実輝子さん（筑波大学附属病院）と共同研究を行いました．オンライン診療参加中の保護者の方に半構造的面接を行い，その内容を質的研究方法により解析しました．ほとんどの患者さんはオンライン診療に満足され，医師との意思疎通にも不満は感じられていませんでした．

当院での経験からは，確かにコミュニケーションの質は異なりますが，これまで述べたような適応を守れば，診療の質は担保されると考えられます．オンライン診療を始めた患者さんは全員継続していることがその根拠です．

これからのオンライン診療

　国土の広いアメリカでは，テレメディシンとして，さまざまな形のオンライン診療が，すでにかなり広く行われています．医療相談のような形で医師と患者が話す，認知行動療法をオンライン診療で行うと[*3]いったことも行われ，カウンセリング・心理療法をオンラインで行うことが有効であるという報告も多数されています．また，慢性疾患の教育におけるオンライン診療の利用についても，多くの研究がなされています[*4]．

　わが国でも，さまざまな取り組みが始まっています．例えば，東日本大震災で打撃を受けた，福島県南相馬市で2014年4月から外来診療を再開した市立小高病院では，オンライン診療を用いた在宅診療を導入しています．点在する自宅で生活する患者さんを，1人のドクターがすべて訪問診療しようとしても，とても回りきれません．そこで，看護師が患者さんの家々を回り，血圧・脈拍など看護師で可能な検査を行ったうえで，タブレットを立ち上げて，患者さんと病院にいる医師をつなぐのです．

　また，東京都心のクリニックで，オンライン診療を活用して，精神科診療や禁煙外来を行っている医師もいます．都心

[*3] 認知行動療法のオンライン診療は日本でも AMED で研究が開始されています．

[*4] Burke BL Jr, Hall RW, the SECTION ON TELEHEALTH CARE. Telemedicine: pediatric applications. Pediatrics. 2015; 136: e293-308.

　というアクセスの良さを活かし，対面診療が必要な初診時の利便性を高め，再診以降ではオンライン診療を用いて患者の負担を軽減するという発想です．

　福岡市では武藤真祐氏（医療法人社団鉄祐会祐ホームクリニック　理事長）が中心になり，オンライン診療を導入した在宅医療を進める地域実証実験が開始されています[*5]．このオンライン診療の地域実験は，福岡市医師会の全面協力によって実現しました．今次の診療報酬改定でオンライン診療料が新設されることについての報道が相次ぐようになりました（2018 年 2 月 8 日現在）．ある新聞で取材されている在宅医の住所を見ると，やはり，福岡市でした．これは，福岡市が短い時間でオンライン診療の地域モデルとなったことを示していると思います．新しい医療は，必ず地域でのモデル事業とその発信によって制度へ通じていくということを痛感させられた事柄です[*6]．

　また，海外在住の患者さんについても，オンライン診療の将来的な活用が考えられます．実際に当院でも，一時帰国の際に対面受診された患者さんに，オンライン診療を提案している例があります．医療保険の関係もあって，投薬はできま

[*5] 平成 29 年度厚生労働科学研究費補助金　厚生労働科学特別研究事業〔研究代表者：武藤真祐（東京医科歯科大学医歯学総合研究科臨床教授）〕．地域実証実験の詳細は以下に紹介されています．https://techon.nikkeibp.co.jp/dm/atcl/news/16/042507328/（2018 年 7 月 6 日現在）

[*6] 当院も紹介されました．産経ニュース http://www.sankei.com/life/news/180301/lif1803010008-n1.html（2018 年 7 月 6 日現在）

JCOPY 498-14560

せんが，日本ほど医療レベルの高い国はありません．赴任先でも，日本にいたときと同じ小児医療を安心して受けられということになれば，多くの患者さんに喜ばれるでしょう．

　さらに，救急医療における活用も期待されます．24 時間受付のシステムを設置し，看護師さんを 1 人配置して，オンライン診療を利用した救急を行うことも可能でしょう．現在行われている休日電話当番では，いま救急受診すべきか，明日の朝で良いか，その判断を伝えるにとどまります．しかし，オンラインの画面を通じて状態がわかれば，受診の要否もさらに詳細に判断することができますし，その場での対応法を伝えることもできます．無駄な救急外来の受診を減らすことができるでしょう．

　スマートフォンなどのデバイスにはいまや誰でも容易にアクセスでき，インターネット環境もどこにでもあります．IT 機器を使って何かをすることが当たり前になっているのは，ネット通販の普及に象徴されるところです．IoT の時代に，医療だけが取り残されることはあり得ません．できるようになって「しまった」ものに反対していても始まらないのです．それをどのように活かすかを考えることが大切ではないでしょうか．

　可能になったサービスを，どのように活かすかは医療側の問題です．医療側が主体となって使いかたを提案する姿勢が大切だと考えます．

　ビデオチャットを利用した医療相談事業があります．これは医療行為ではなく相談事業なのですが，小児科医が保護者

や患者さんの医療上の相談に乗るもので，「小児科オンライン」と名づけられています．非対面であるからこそ相談しやすい雰囲気が生まれ，ゆえに深刻な相談も可能となる面もあるようです．スマートフォンなど使い慣れた機器で，自分のアクセスしやすい時間に相談できることが特徴です．この相談事業を展開している株式会社 Kids Public では，産後ケアとしての「小児科オンライン」の有効性の評価を目的として，成育医療研究センター，横浜市栄区との産学官連携による実証実験に参加しています．こうした試みも新しい医療の展開と思います．

小児医療でこその必要性

日本の出生率は年々減少し，小児人口も漸減しています（章末資料 2，3 参照）．（図 1, 2）一方，小児科外来患者数は漸増しています（図 3）．これは小児疾患の構造変化と保護者の意識の変容，小児医療への助成により患者さんのアクセスが容易になったことなどが要因としてあげられるでしょう．小児患者の軽症化は小児救急外来患者の内訳を見ても推測できます（図 4）．また，小児救急相談数（#8000）は年々増加しています（図 5）．子どもの数は減っている，小児科外来患者さんの数は漸増，救急外来は軽症者が多く，そして救急相談は増加．これは何を意味するのでしょうか．

患者さんの保護者はお子さんの些細な変化も見逃すことなく，小児科の医療に訴えている現状が見て取れます．小児科の需要は小児人口の減少にもかかわらず増えているわけで

JCOPY 498-14560

す．では，小児科の医療資源はどうでしょうか．**図 6** に小児科医師数を示します．小児科の医師数は漸増，医療施設は漸減しています．ここで医師の偏在という問題があります．医師の偏在は各自治体で大きなものがあります．また，各自治体内部でも医師数の偏在は著明です．医師数の偏在，小児医療の需要の増加，そして，小児疾患の構造変化が現在の小児医療の背景です．

　また，日本の国の人口減少を受けて，政府は「子育て支援」を唱えています（**図 7**）．小児科の診療では，神経発達症，重度心身障害，アレルギー性疾患など慢性疾患で生活の

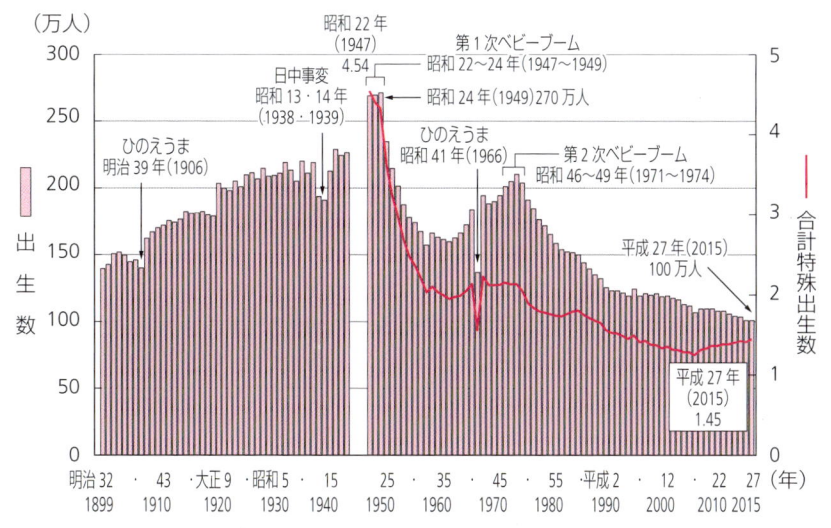

図 1　日本の出生率
厚生労働省政策統括官（統計・情報政策担当）「平成 29 年我が国の人口動態」資料 1
2017 年 3 月「出生数及び合計特殊出生率の年次推移―明治 32 〜平成 27 年―」より．

質に大きく関与するものが多くあります．そうした疾患の状態を向上させ，患者さんとご家族の生活の質を上げることが小児医療の目的です．国をあげての「子育て支援」のいまこそ，小児医療を充実させるべきときでしょう．当院でのオンライン診療の経験を**図8**に示します．当院の特性もありますが，遠方の患者さんから近隣の方まで，さまざまな事例があります．

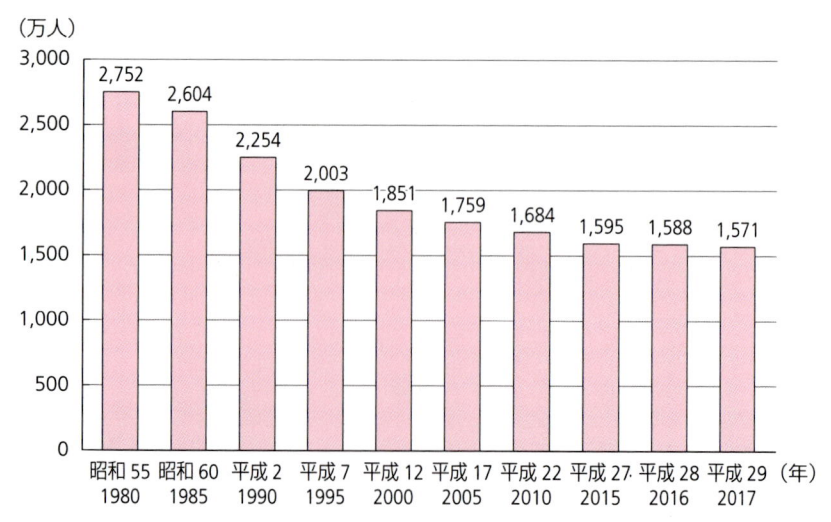

図2　15歳未満人口の推移
（総務省統計局「年齢3区分別人口及び割合の推移」より）

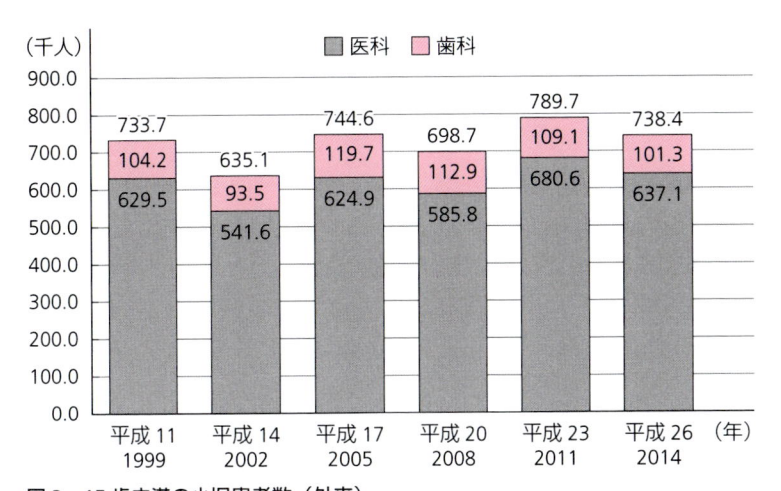

図 3　15 歳未満の小児患者数（外来）
（厚生労働省「小児医療に関するデータ」資料 2　2015 年 9 月 2 日より）

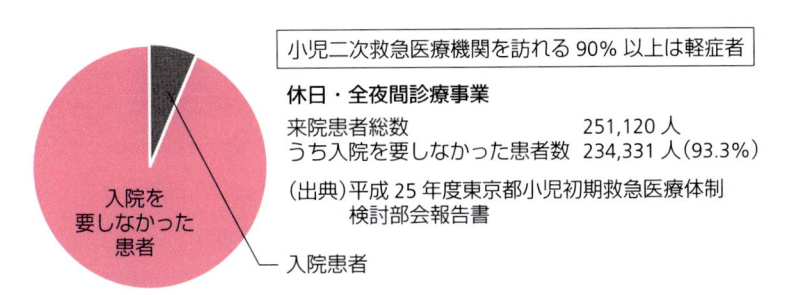

小児二次救急医療機関を訪れる 90% 以上は軽症者

休日・全夜間診療事業
来院患者総数　　　　　　　　　　　251,120 人
うち入院を要しなかった患者数　234,331 人（93.3%）

（出典）平成 25 年度東京都小児初期救急医療体制
　　　　検討部会報告書

図 4　東京都の小児二次救急施設における患者数（2012 年）
（厚生労働省「小児医療に関するデータ」資料 2　2015 年 9 月 2 日より）

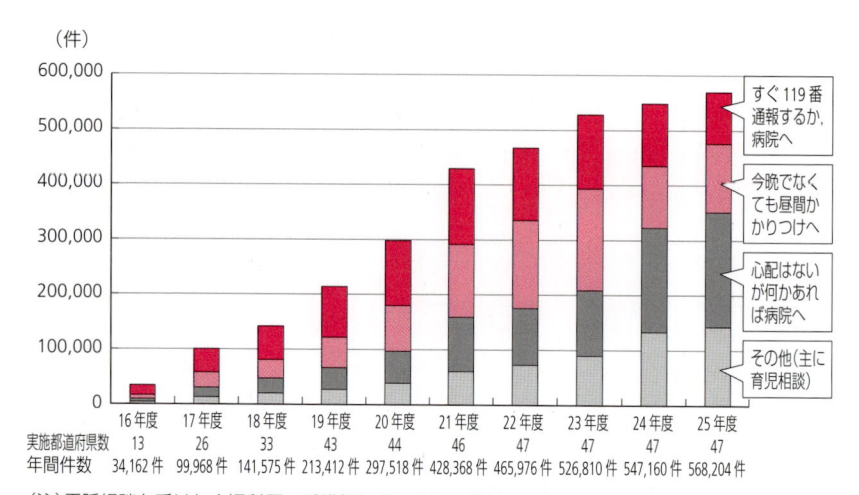

（注）電話相談を受けた小児科医，看護師などによる回答ぶりについて集計したものであって，
　　実際の受療行動ではない．
（出典）厚生労働省医政局指導課調べ

図 5　#8000 の実績（平成 16 ～ 25 年度における相談件数）
（厚生労働省「小児医療に関するデータ」資料 2　2015 年 9 月 2 日より）

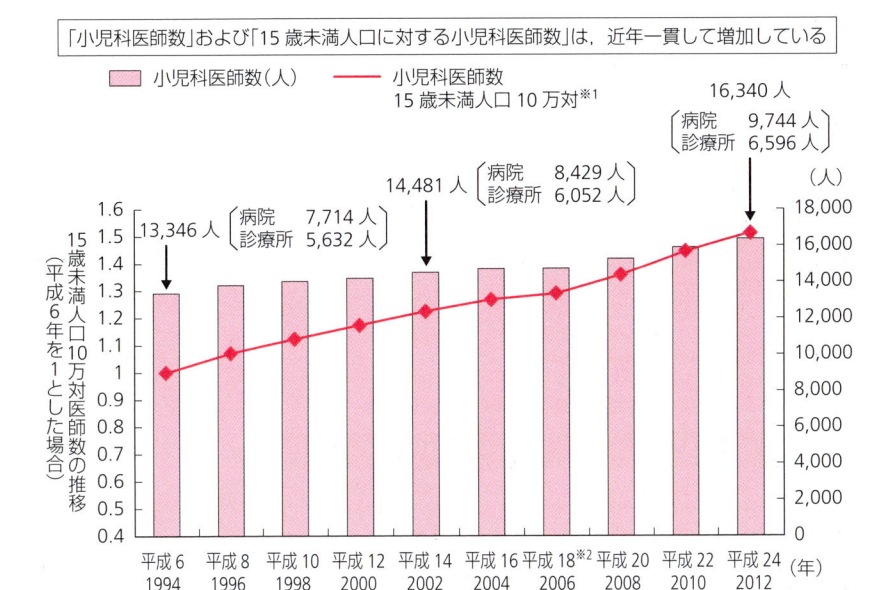

「小児科医師数」および「15 歳未満人口に対する小児科医師数」は，近年一貫して増加している

※1 各年の人口は，総務省統計局発表の 10 月 1 日現在推計人口を，平成 12・22 年については，
　　国勢調査を用いた.
※2 平成 18 年に「臨床研修医」という項目が新設され，小児科を選択した「後期研修医」の一部が
　　臨床研修医として登録された影響によりグラフが横ばいとなっている.

（出典）平成 24 年大臣官房統計情報部　医師・歯科医師・薬剤師調査

図 6　小児科医師数の推移
（厚生労働省「小児医療に関するデータ」資料 2　2015 年 9 月 2 日より）

働き方改革・両立支援

> **若者の待遇改善・経済的基盤の改善**
>
> ○**若者の活躍推進**【27 補正 制度要求】【28 予算 200 億円】
> 新卒応援ハローワーク等における就職支援や 3 年以内の既卒者等の採用・定着を図る助成金の創設等
> ○**非正規雇用労働者の正社員転換・待遇改善等**【27 補正 制度要求】
> 【28 予算 452 億円】
> ※第 1 の矢にも関連
> ハローワークによる正社員就職の促進やキャリアアップ助成金の拡充等による事業主支援等を実施.

> **出産後・子育て中も就業が可能な多様な保育サービスの充実**
>
> ○**待機児童解消等の推進に向けた取組**【27 補正 501 億円】
> 【28 予算 730 億円】
> 平成 29 年度末までの保育拡大量を 40 万人から 50 万人に拡大し, 新たに小規模保育事業所の整備費の補助を創設. 事業所内保育など企業主導の保育所の整備・運営等を推進.
> ○**保育人材の確保**【27 補正 714 億円】【28 予算 194 億円】
> 保育士の業務負担軽減のための ICT 化等の支援, 修学資金や潜在保育士の再就職時の就職準備金等の貸付を実施. また, 保育補助者の雇上げへの支援, 若手保育士の離職防止のための巡回支援, 人材交流等によるキャリアアップ体制の整備, 学生の実習支援などを実施.

総合的子育て支援

> **結婚, 妊娠・出産から子育てまでの切れ目のない支援**
>
> ○**不妊治療への助成拡大**【27 補正 7.1 億円】【28 予算 158 億円】
> 初回の助成額の増額と男性不妊治療の助成を拡大する.
> ○**子育て世代包括支援センターの全国展開**【28 予算 24 億円】
> 全国展開に向けて数を増やすとともに, 地域の実情に応じ産前・産後サポート, 産後ケアを実施.
> ※「子育て世代包括支援センター」のうち「利用者支援事業」については, 内閣府予算に計上.
> ○**小児・周産期医療体制の整備促進**【27 補正 20 億円】
> 【28 予算 150 億円の内数】
> 小児医療施設及び周産期医療施設の設備整備を拡充.

> **子育てが困難な状況にある家族・子供等への配慮・対策等の強化**
>
> ○**子どもの貧困対策とひとり親家庭対策の推進**【27 補正 117 億円】
> 【28 予算 1,931 億円】
> 相談窓口のワンストップ化, 子どもの居場所づくり・学習支援, 入学準備金等の貸付や修業期間中の給付金による親の資格取得支援, 養育費確保支援等を実施. また, 児童扶養手当の第 2 子加算額を 5 千円から 1 万円へ, 第 3 子以降加算額を 3 千円から 6 千円へそれぞれ倍増する.
> ○**児童虐待防止対策の強化, 社会的養護の推進**【27 補正 91 億円】
> 【28 予算 1,271 億円】
> 児童養護施設退所者等に対する自立支援資金の貸付, 児童養護施設等の小規模化等を実施.

国民の結婚, 妊娠・出産・子育ての希望がかなう社会を実現

図 7 第 2 の矢「夢をつむぐ子育て支援」(希望出生率 1.8)

JCOPY 498-14560

2018 年 1 月 31 日現在

東京都港区	5
東京都渋谷区	5
神奈川県川崎市	1
埼玉県草加市栄町	19
千葉県鎌ケ谷市	1
千葉県船橋市	8
千葉県茂原市	34
千葉県印旛郡栄町	4
千葉県山武郡九十九里町	2
千葉県長生郡一宮町	39
千葉県長生郡長生村	31
千葉県長生郡長南町	1
千葉県長生郡白子町	3
千葉県長生郡睦沢町	13
千葉県いすみ市	26
千葉県夷隅郡大多喜町	3
千葉県夷隅郡御宿町	6
千葉県勝浦市	9
千葉県鴨川市	32
千葉県館山市	7
千葉県千葉市中央区	4
千葉県君津市	2

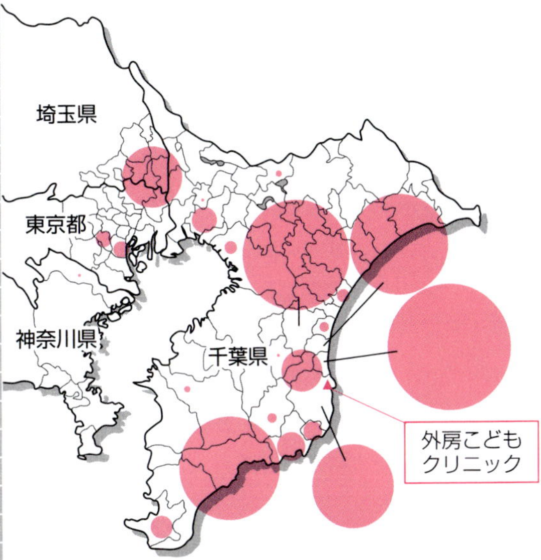

図 8　当院のオンライン診療患者数と分布

制度上の問題

　オンライン診療を支える保険制度は未整備です．2016 年1 月の状況では，診療報酬乙表上は，通常の再診料（72 点）と処方せん料（68 点）しか請求できません．対面診療とは違って，○○加算といった算定ができないことが問題です．運営側からすれば現状では，若干の予約料を設定することが唯一の対策と思われます．

　さて，冒頭に記しましたように，平成 30 年度から診療報酬改定案に「オンライン診療料」と「オンライン医学管理料」が新設されました（詳細は章末資料 1 参照）．

　一方，オンライン診療料，オンライン医学管理料の対象は，**表 1** に示しますように限られた疾患です．

表 1　オンライン診療料とオンライン医学管理料
中医協提案より（2018 年 2 月 7 日）

オンライン診療料（70 点月 1 回）
　[算定可能な患者]
　　● 特定疾患療養管理料
　　● 小児科療養指導料
　　● てんかん指導料
　　● 難病外来指導管理料
　　● 糖尿病透析予防指導管理料
　　● 地域包括診療料
　　● 認知症地域包括診療料
　　● 生活習慣病管理料
　　● 在宅時医学総合管理料または精神科在宅患者支援管理料

オンライン医学管理料（100 点月 1 回）

JCOPY 498-14560

制度上の小児科領域における課題

　今回の診療報酬改定案に関して，小児科診療上の問題点を考察します．

　オンライン診療料については対象患者が制限されており，現在小児科でオンライン診療の適応である疾患が網羅されているわけではありません．むしろ，この改定案ではかなり限られた疾患となってしまいます．

　詳述しますと，小児科領域においては小児科療養指導料が対象となっていますが，小児科療養指導料で対象となる疾患は脳性麻痺や先天性心疾患などであり，かなり限定的です．また，2015 年の通達で疾患の制限を外しながら，保険診療実施において疾患を制限することは方向として矛盾があると思われます．

　これから，いろいろな問題が出てくると思いますが，オンライン診療が大きく進んでいくことは必定でしょう．その都度，具体的な対応をしながら小児医療の充実が進むことを願っています．

　小括しますと，小児人口は減少していますが，小児医療への要望は増大しています．また，小児医療資源の偏在は著明です．必要性の増大と医療資源の偏在，これが現在の小児医療の課題です．そして，現在は国をあげて子育て支援が提唱されています．オンライン診療を小児科に普及させることは小児医療の充実に大きく貢献するでしょう．

総括

1. オンライン診療により，患者さんの利便性は向上し，医療の質は上がる．
2. また，物理的な距離を超えた医療が実現される．
3. それらにより，新しい医療概念となる可能性がある．
4. 現状では小児医療は偏在している．小児医療の充実には，医療へのアクセスの改善が必要である．
5. 子育て支援の中心に，小児医療の充実が置かれることが望まれる．

　この原稿を執筆している 2018 年 3 月，オンライン診療が保険診療に組み込まれました．オンライン診療は黎明期に入ったと言えます．オンライン診療がどのようなものであるかはこれまで解説しました．今後の課題は，保険診療内での対象の拡大とそれと並行してオンライン診療の適応はどのような状態であるかの研究，知見の蓄積にあると考えます．新しい医療概念創出の時期が来ています．

【資料】
1) 日経デジタルヘルス. オンライン診療に対する診療報酬点数が決定. 2018 年 2 月 8 日. https://tech.nikkeibp.co.jp/dm/atcl/news/16/020710728/（2018 年 7 月 6 日現在）
2) 厚生労働省政策統括官（統計・情報政策担当）. 平成 29 年我が国の人口動態. 2017 年 3 月.
3) 厚生労働省. 小児医療に関するデータ. 2015 年 9 月 2 日.

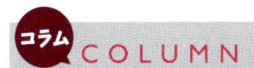

コラム COLUMN

医療と健康産業の境界

　Omics data という膨大な生体情報の収集解析が可能となっています．それはその解析を可能としているコンピューターの爆発的な進歩と連動しています．AI もしかりです．また，IT は生活の隅々に浸透しています．

　生物医学の発展とそれと並行する AI，さらに IT，IoT の進行は医療界にも確実に訪れています．いや，医療界の外側から医療界へ進出しています．我々の感覚では，医療は「疾患を診断してそれを治療する」ものでした．そして，医療が発展すれば疾患の診断から予防へと推移していきます．予防を突き詰めると健康的生活となるでしょう．では，健康的生活とは何かと言うと，具体的には漠然としています．生物医学はヒトの遺伝的素因，それに関与する epigenetics を明らかにしています．そうすると「あなたはある疾患にかかりやすい」ということがある程度言えるようになるでしょう．すると，そのための方法を購入するようになります．あなたの代謝因子はここが不足している，このサプリメントが有用である，あなたの遺伝子からはこの疾患になりやすい，だから生活，食事はこうしたほうが良い，というように．それがあながち大きな誤りとも言えません．何か違和感がありますが，こうしたサービスは進行しています．あたかも，新たな需要を創出して

いるように思えます．こうしたサービスは医療と境界を接します．また，医療界と健康産業の境界は融解していきます．ごく簡単に（例えば，1 回の採尿で）さまざまな biomarker の測定が可能になっています．そして，その biomarker が生体の，代謝サイクルのどこに位置するか，つまり，どのような意味をもつかも同時に解説できます（例えば，Genova Diagnostics を参照 https://www.gdx.net/）．膨大な生体の marker を測定できる omics 技術，その解析を可能とした AI，さらに利用者へ簡単にアクセス可能となる IT 環境，これらが統合して健康産業が急速に拡大しています．例えば，便マイクロバイオームを解析し，さらに便移植もビジネスになり得ます．肥満者が非肥満者の腸内マイクロバイオームを移植すること（便移植）は究極のやせ薬とも言われています．さまざまな分野でのこうしたビジネスが進行しています．これは，私たち医療界の外で急速に進んでいます．特にアメリカでの進展はすさまじいように見えます．

　数年前，アメリカの FDA はグローバル製薬企業が直接国民に医薬品の宣伝をすることを許可しました．企業に国家が押し切られたわけです．グローバル企業の活動は国の規制を超え，国境を越えています．日本ではまだその許可はありませんが，最近の製薬企業の TV コマーシャルは，啓蒙活動とは言え，企業からの国民への宣伝に限りなく近づいています．

　日本の医療は国民皆保険，医師という資格などに守られてきたいわば制度ビジネスでした．かつて，医師免許を有していればそれなりの収入は保証されていました．現在はそのようなことはありません．そして，これからも優遇が進むことはないでしょう．健康サービスビジネスは医療の枠組みの外側から医療界へ進出しています，その境界を溶かすようです．オンライン診療への忌避感の一因がそこにもあると著者は感じます．

第4章

医療従事者への暴力の問題

　医療現場での暴力，いわゆる院内暴力の問題は，かつては精神科や救急外来など，特定の場所で起こると捉えられてきたかもしれません（章末資料 1 参照）．しかし，実は多くの先生方が，「暴力」とまでは感じなかったとしても，なんらかの患者さんとのトラブルを経験されたことがあるのではないでしょうか．最近の病院を対象とした調査（章末資料 2 参照）によれば，多くの医療者が患者・家族からの暴言・暴力などの被害にあっているという結果が示されています．

院内暴力はなぜ，診療科を問わず発生するか

　上述したように，以前院内暴力は特定の診療科に見られる現象と思えました．では，なぜ現在では診療科を越えてどこでも発生するようになったのでしょうか．

　かつて，人工透析室や，侵襲的措置を伴う検査室など患者さんのストレスの大きい場所で暴言・暴力が起こりました．あるいは，精神科外来，病棟，高齢者療養病棟など患者さんの状況認識や判断の力が低下している場面で起こりました．これが決定的に変化したのが，2000 年代初頭に多発した医師への暴力事件であったと思われます．

JCOPY 498-14560

　医師個人への怨嗟感情をもつ患者さんが，待合室や診察室といったオープンな，医療機関を象徴するような場所で，凶器をもって医師を傷つけた事件であり，その報道がありました．これを境に，これまで暴力行為とはあまり縁のなかった診療科でも，暴力的クレームや医療者への一方的な暴言が経験されるようになったと思われます．

　その原因を確定することは困難ですが，著者には連関する事柄が思い起こされます．1つには学校現場の荒廃です．モンスターペアレントと言われる親が学校教諭をののしり，学校側に暴力的に要求を突きつける事態です．モンスターペアレントの出現とモンスターペイシェントの出現は軌を一にしているように見えます．その共通項は，学校・医療どちらの場所もかつては聖域であったことです．学校教諭も医師もかつては社会からそれなりに尊敬される存在でした．現状はどうでしょう．本来の倫理を喪失した，社会の平準化とも言える背景がこうした一部の荒廃を生んでいると著者には思われます．

　それでは，なぜかつての聖域で，倫理なき平準化ということが起こっているのでしょうか．

　例えば，学校教育や地域医療が人々の期待を裏切っているのでしょうか？　教員や医師に，それにふさわしくない人が就くようになったのでしょうか？　どちらもないとは言い切れないかもしれませんが，著者が見る限り，学校の教員も病院や診療所の医師も，自分の使命を認識し，持ち場で精一杯頑張っている人がほとんどです．例えば，2011 年の東日本

大震災のとき，学校現場でも医療現場でも多くの職員は，子どもや患者さんを守るために自己犠牲的に働いたと思います．しかし，そういったことは見ないで，一方的に自分の要求だけを言い募る人が出始めました．そして，対応によってはすぐに感情をエスカレートさせ，暴言や暴力に発展してしまいます．

著者は，これは，社会の仕組みの理解不足や，他者への想像力の欠如によると思います．つまり，そこには貧困が影を落としているように思えてなりません[*1]．日本社会は終戦後の経済発展で「一億総中流社会」が実現し，テレビの普及とも相まって，みんな同じくらいの暮らしをして，みんな同じような情報に接して，それなりにわかり合える社会を数十年間，体験しました．昭和の後ろ半分の時代とは，まさしくそういった時代で，だからこそ，それが失われてから「昭和ブーム」とも言うべき，懐古的な風潮も出ているのでしょう．しかし，その時代は終焉しました．私達の社会は，その底辺に貧困に苦しむ人を抱える社会になったのです．数十年間，おだやかな社会構成を体験した私達は，なかなか，これが貧困問題であるとピンときません．著者自身もそうでした．

クレイマーの多くは，クレームビジネスです．わずかな金額であっても「解決金」，「お詫び」，「慰謝料」が，彼らのモチベーションである場合は多いものです．それが次第に訴訟ビジネスと提携していくであろうことは，貧困化社会の先進

[*1] 秋田喜代美，他編．貧困と保育．かもがわ出版；2016.

国＝アメリカを見れば明らかです．また，トラブルメーカーの多くの人は，他者とどのように協調していくかの訓練機会を逃してしまった人だとも言えます．あるいは治療的機会を逃していると言える人もいます．

　そして何よりも，生活の不安定が，他者を想像する余裕を失わせ，そのなかで受けた教育も当人にとって豊かなものとはならず，いわゆる「キレやすい」人を生み出していると思われます．経済的な不安定が家族関係を脅かし，我が子について短絡的な見方や考え方しかできない未熟な親となってしまっている人も多いと思います．そして，家庭内でも家庭外でも，暴力の閾値が下がってしまうのです．

　暴言・暴力問題の裏に虐待が隠れているケースも多いものです．外で，学校や診療所の椅子を蹴ったり，机を叩いたりして大声を出す親が，家庭でどのようにふるまっているか，想像に難くありません．院内暴言・暴力は貧困の問題でもあることを，私達は認識すべきです．

医療従事者への暴力問題の背景にある 3 つの柱[*2]

　著者は，医師がこの問題に充分に対応できずにきた背景には，以下に示す 3 つの大きな柱があると考えています．

　①応召義務の呪縛
　②行き過ぎた患者至上主義

[*2] この項は，高橋 勲弁護士（千葉中央法律事務所）からご教示いただきました．感謝申し上げます．

③司法的解決への忌避

1 つずつ見ていきましょう.

まず，①応召義務の呪縛です．医師法第 19 条第 1 項は「診療に従事する医師は，診察治療の求があつた場合には，正当な事由がなければ，これを拒んではならない.」と定めていますが，これが一般に，医師の応召義務の根拠とされています.

しかし，この規定に罰則はなく，また，あくまでも公法上の義務と解釈されており，私法上の義務（直接患者個人に対して負う義務）ではありません．そもそもこの規定は，明治時代の法令から引き継がれたもので，経済的な理由で患者の診療を拒否してはならないとの趣旨で定められたものと言われており（章末資料 3 参照），現代社会の実情に沿うものでないことは明らかです．にもかかわらず，いまでも，医師・医療機関はいついかなるケースでも患者の診療を断ってはいけない，という傾向があるのはご存じの通りです.

次に，②行き過ぎた患者至上主義です．ときに耳にする「患者様」という呼び方には，日本語としても違和感を禁じ得ませんが，こういった風潮は，これまでの医療側のパターナリズム（父権主義）への批判から，患者との相互理解を深めようという発想が生じて始まったはずです．しかし，それが行き過ぎて，患者様がエライという過剰な患者至上主義が蔓延しています.

そして，③司法的解決への忌避です．万一ことが起こった

場合でも，警察や司法の介入は避けたい，穏便に済ませたい，という意識が医療者側にあることも問題です．

すぐそこに潜む医療従事者への暴力

　医療関係者なら耳にしたことがあると思いますが，1994年には，ある大学病院の医師が医療上のトラブルで患者に射殺されるという惨事が起きました．また，著者が勤務していた総合病院でも，内科外来の担当医が，診察室で患者に刺されるという事件が起きたことがあります．病院やクリニックは，あらゆる人が出入りできるいわば公共の場であり，何が起こってもおかしくないというのが実情なのです．最近でこそ，病院では警察OBを巡回させるなどの対策が浸透してきましたが，それもまだ一部ですし，そもそもクリニックにはそんな余裕はありません．

　ある院内暴力の勉強会で，たくさんのクリニックを運営する医師が集まって，体験談を話すのを聞いたことがあります．ある女性院長は，患者からストーカーまがいの行為を受けているとのことでした．要求を拒否すると暴言・暴力を受けるうえ，診療圏に暮らすその患者と外でばったりと出くわすこともあり，ほとんどうつ状態で日々の診療にも困難を感じているそうです．毎日のように抗議に来る患者に1人で対応せねばならず，憔悴しきっているという医師もいました．医師1人，スタッフ1人といったクリニックも多く，そのスタッフも女性であることが多いと思われます．大病院と比べて，暴力に対する体制が脆弱なクリニックほど，暴力

に対する対策が必要です．

　医療上のミスがなくても患者さんが不幸な転帰を辿ることは当然ありますし，仮にミスがあった場合でも，それは暴力以外の方法で解決されることが当然です．患者・家族側には，人の心情の常として，不幸な転帰を辿った場合に，その責任を誰かに負わせたいという気持ちが少なからずあるものです[*3]．そして，多くの患者さんは前後関係を因果関係と捉えます．その矢面に立つのは，患者さんの治療に直接携わる医師とそれを助ける医療者です．医療者は，常に患者・家族の負の感情にさらされるリスクがあることを明確に認識しておかねばなりません．

不幸に襲われたとき─歴史に学ぶ

　旧約聖書に「ヨブ記」という書物があります[*4]．ヨブは信仰心の篤い立派な人物で，たくさんの子どもと財産にも恵まれて暮らしていました．しかし，ある日サタンがヨブの信仰心を試すため，彼に苦難を与え始めます．ヨブは財産を奪われ，家族を奪われ，やがて重い皮膚病に冒されますが，それでもなお神への信仰を捨てません．ところが，そんなヨブの姿を見た友人達が，不幸が襲うのは彼自身が何か罪を犯したからではないか，犯した罪を認めるべきではないか，と言い

[*3] 人間はことが起こったとき，その原因を何かに求める．「因果応報論」である．人間の思考の枠組みとも言える．人はその枠組みに支配されてしまう．その超克は著者の前著で展開した（プライマリケアで診る発達障害．中外医学社；2016．p.23-4.）．

[*4] 内村鑑三．ヨブ記講演．岩波文庫；2014．

始めます．ヨブはこれに強く反発します．ヨブの周囲の人間はヨブを責めます．疾患に侵され，経済的に困窮し，信頼していた家族友人も去っていく，人間にとっての不幸のすべてがヨブを覆いました．

　私達は自分の生活のなかで，さまざまな不幸に遭遇します．家族の死，信頼関係の崩壊，心身の不調など．しかし，それは自分だけに起こっていることではなく，こうした不幸は人類創生以来，人が経験してきたことです．先人は私たちの経験したこと，これから経験することをすべてすでに経験してきたとも言えます．患者さんの転帰における不幸や，医療者として意思疎通不可能な患者さんと出会う不幸，そういった不幸そのものを，私たちは往々にしてそのときの感情に任せて思い詰めてしまいます．著者は，こうした不幸に際したとき，これも必ず先達たちが体験したことに違いないと考えることで，事態を少なからず相対化できると思います．

　悪意と暴力は世間に蔓延しています．特に医療関係は悪意・暴力，そして，反知性に遭遇する機会が多い環境です．普段，信頼関係が築けて友好的と思われる患者さんでも，「あの病院の治療で子どもの具合が悪くなった」と思い込んだとき，どのような関係になるかはわかりません．その患者さんの心情は医療者への憎悪で満ちてくることも考えなければなりません．自分が暴力や大きな不幸にさらされたとき，かつて同じ体験をした人がいること，それを知るだけでも自分が遭遇した不幸の捉え方が大きく違ってきます．それは患者さんも医療者も同じことです．

旧約聖書のなかでのヨブは信仰を貫き，最終的には神に祝福されて長寿を全うします．

暴力を知る

「汝の敵を愛せよ」もやはり聖書に登場する言葉です．敵に対してこそ慈愛の心もって接せよ，と一般に理解されていますが，佐藤 優氏[5]はその著書のなかでこれについて異なる意味で言及しています．佐藤氏によれば，「汝の敵を愛せよ」とは，まず「敵」がいるということの前提，それをまず確認すること，さらには「敵」とは自分に危害を与えようとする相手であり，その相手を理解しろと言及されています．そのとき感情に支配されないことが肝要であると．恐怖，憎しみなどの感情に支配されると相手への判断を誤ります．まず，相手を知って行動することが，最良の対策につながります．「敵を愛せよ」とは感情に支配されずに，相手を把握せよと解釈できます．

患者さんとトラブルが起きたときにも，話せばわかる，と思っていないでしょうか？　話せばわかると思って，相手の目を正面から見据えて話しかけたとします．すると，相手は「なに見てんだよ！　なにガンを飛ばしてんだよ！」といきなりあなたの胸ぐらをつかんできたではありませんか！

---

[5] 1960 年東京都生まれ．作家・元外務官僚．獄中記など著書多数．鈴木宗男事件に連座，国策捜査という言葉も佐藤氏が広めた．『国家の罠―外務省のラスプーチンと呼ばれて』（新潮社；2005）で第 59 回毎日出版文化賞特別賞．『自壊する帝国』（新潮社；2006）で第 5 回新潮ドキュメント賞，第 38 回大宅壮一ノンフィクション賞を受賞．

　このような人のメンタリティを理解しろと言われても，難しいことだと思います．このような人は，常に自分が馬鹿にされるかもしれない，と感じながら生活しているのです．生育歴のなかで親や知人から馬鹿にされ，暴力を受けるといった経験をしてきていることが多いのです．だから，簡単にキレてしまうのです．多くの医療者にとっては未知の世界であり，ほとんどなじみのない心性です．

　また，暴力には恐怖感が伴います．それも，暴力のことを良く知らないからです．究極の暴力は殺人ですが，暴力を知るためには，殺人犯の心理を扱った本[*6] を読むことが良いと考えました．殺人犯として服役し，被害者への共感は全くなかったこの本の著者は，獄中であるとき突然その被害者の苦痛の表情が再現されました．そして，被害者への共感性に充たされた体験が記録されています．そのなかには多くの殺人犯のことが記載されています．ある倉庫に窃盗に侵入し，遭遇した警備員の方を殺害した犯人は「あいつがあのとき出てきたから，俺は刑務所に入ることになってしまった．あいつが悪い」と殺人に対しても感情の動揺などありません．そうした犯人は刑務所のなかで犯罪者同士のネットワークを作っていくのです．そして，再犯が繰り返される．その実態が克明に記載されています．この本にはこうした多くの殺人犯の心性が記述されています．殺人という究極の犯罪の背景を知る一助となります．

[*6] 美達大和．人を殺すとはどういうことか—長期 LB 級刑務所・殺人犯の告白．新潮文庫；2011．

暴力の変遷

　また，暴力映画などを通じても，暴力を知ることができます．1960 年代半ばから 1970 年代初頭の世情が混乱した時代，一世を風靡したのは高倉 健の任侠シリーズでした．彼が演じた主人公は「任侠」という言葉の通り，義理と人情から復讐を果たすために暴力に走る人物でした．筋を通す，話せばわかるタイプです．

　続く 70 年代中盤からのこのジャンルのスターは菅原文太です．彼の代表作は「仁義なき戦い」シリーズ．これも文字通りですが，「任侠」と比べると「仁義」が欠落し始めます．話があまり通じないイメージです．心情だけではどうしようもないところに移ります．

　そして，最近の暴力映画の代表と言えば，世界的な大監督となった北野 武の撮るものがそれにあたるでしょう．2017 年に公開された「アウトレイジ 最終章」はまさにバイオレンス映画．暴力と狂気が支配する世界では，共感性は欠如しています．そして，話が通じる余地はありません．

　もう 1 つ，ゴジラ映画の変遷も象徴的に感じます．初期のゴジラは歩き方もゆっくりで，どこか哀感も漂わせていました．しかし，ハリウッドで制作され 2014 年に公開された「GODZILLA ゴジラ」は巨大なトカゲが凄いスピードで動き回るような感じです．2016 年の「シン・ゴジラ」は大変に面白い映画でした．そして，今回登場するゴジラにはあまり人との共感性の余地はないようです．

JCOPY 498-14560

このような映画に描かれる暴力の変遷は，暴力というものを社会がどう受け止めているかを写す鏡といっても良いでしょう．院内暴力のようなある意味では非常識なことを，正面から問題にしなければならない状況とも無関係ではないでしょう．

医療従事者への暴力に対処するための 3 つの柱

それでは，院内暴力に対処するためにはどのような考え方が必要でしょうか．最初に「院内暴力問題の背景にある 3 つの柱」について述べました．この問いへの解答はそこにあります．

もう一度「背景にある 3 つの柱」をあげます．

① 応召義務の呪縛
② 行き過ぎた患者至上主義
③ 司法的解決の忌避

これに対し，「対処するための 3 つの柱」は以下の通りです．

① 断るべきことは毅然とした態度で断ること
② 医療者主体の医療を取り戻すこと
③ 司法的解決を厭わないこと

先にも述べましたように，これまで情報の非対称性，すな

わち，医療情報は医療側に偏在することと，そのことにより患者への一方的関係構築が批判されてきました．そこから患者との相互理解・対等な関係構築と進んできました．これは医療の透明性・情報開示の促進，患者の医療への参加など医療にとって大きな前進をもたらしました．しかし，過剰な患者至上主義が一方には見られ，モンスターペイシェントと言われる患者に多くの医療機関が被害を受けています．事物はらせん状に発展します．患者主体の医療をさらに進めることは，再度，医療者主体の医療を復活させることにつながります．そのときの医療者主体の医療は従来のものとは異なっているでしょう．医療の質を向上させるためにこそ，医療者主体の医療を否定の否定を重ねて復活させることが必要です．

それでは，具体的にはどのような対処をするべきなのか，具体例に沿って見てみます．まずは，してはいけない例をあげます．

悪例（A 院長）

状況 1：予防接種をしたその日の夜にその児が死亡した．予防接種による副作用ではなく，乳児突然死症候群（SIDS）である．翌日，SIDS の説明をするために家族に来てもらった．母親と同行した父親とは初対面である．父親はヤンキーかやくざのような風貌で最初から威圧的な態度である．

A 院長は心からのお悔やみの言葉とともにご家族を迎えます．父親の威圧的な態度には恐怖感すら覚えましたが，お子

JCOPY 498-14560

さんを喪ったという状況では，神経が高ぶるのもやむを得ま
いとむしろ非常に気の毒に感じます．<u>診療時間外で受付の看
護師も帰宅しており，診察室に 2 人を迎え入れてドアを閉
め</u>，椅子を勧めました．

　2 人が座るのももどかしく，自分の責任でないことはわか
りきっているのですが，死亡と接種が近接していることに，
若干の後ろめたさを感じていたこともあって，早口で，予防
接種の副作用ではあり得ないこと，SIDS がどのようなもの
であるかについて専門的な説明を始めました．すると，

　状況 2: 父親が威圧的な態度で腕の入れ墨を見せながら，
「お前のせいで子どもが死んだんだよ！　どう落とし前をつ
けてくれるんだ，ああん」などと乱暴な口をきいてくる．

　驚いた A 院長，<u>思わず「ごめんなさい」</u>という言葉が口
をついて出てしまいました．それでも，となおも説明を続け
ようとすると……

　状況 3: 激高した父親は，机を叩き，机の脚を蹴飛ばして
きた．加えて「土下座しろ」と叫んだ．

　A 院長は恐怖に襲われました．また「ごめんなさい」と謝
りつつ，暴力は止めてくださいと言いながら，はじかれたよ
うに椅子から立ち上がり，床に座り込んでしまいます．なお
も A 先生を蹴らんばかりの勢いで「土下座して謝れ！　子

どもは帰ってこないんだよ！」と迫る父親の前で，訳もわか
らず土下座した状態で「申し訳ございませんでした」と口
走ってしまいました．

状況 4: 父親はその A 院長の姿を見て，「気持ちを示せ」，
「気持ちと言えば金に決まっているだろう」，「もう 1 人子ど
もがいるんだが，その往診をしろ」などと次々に要求をして
きた．

A 院長はひたすらその場を収めたくて全ての要求を受け入
れてしまいました．

適例（B 院長）

状況 1: 予防接種をしたその日の夜にその児が死亡した．
予防接種による副作用ではなく，SIDS である．翌日，SIDS
の説明をするために家族に来てもらった．母親と同行した父
親とは初対面である．父親はヤンキーかやくざのような風貌
で最初から威圧的な態度である．

診療時間外であったが，①看護師に受付に残ってもらい，
また近接する調剤薬局の男性店長に診察室に入って同席して
もらいました．②診察室のドアは開けたまま，③IC レコー
ダーで会話は全て録音する（録音することの同意は不要）．
説明を始めたところ，

状況 2: 父親が威圧的な態度で腕の入れ墨を見せながら，「お前のせいで子どもが死んだんだよ！　どう落とし前をつけてくれるんだ，ああん」などと乱暴な口をきいてくる.

B 院長は④「怒鳴ることは止めてください」と言い添えながら落ち着いて説明を続けます. すると,

状況 3: 激高した父親は，机を叩き，机の脚を蹴飛ばしてきた. 加えて「土下座しろ」と叫んだ.

B 院長は⑤「暴力は止めてください」となおも静かに言い，受付の看護師に向かって，⑥「黄色いカルテを出して」と指示を出しました. すぐさま看護師は警察に 110 番通報します.

状況 4: 父親はなおも「黄色いカルテとはなんだよ」，「反省って言葉を知らないのか」，「気持ちを示せ」などと言い募った.

B 院長はなおも静かに座ったまま「あなたの暴力的な行動には私では対処できないので，いま警察を呼びました」と告げます.

状況 5: 急にそわそわして落ち着きを失い，静かになった父親. やがて 15 分後に警察が到着し. 事情聴取が始まった.

B院長は近く，⑦懇意にしている弁護士と会合で同席する
予定があるので，この件についても話しておくつもりです．

【ポイント】
① 必ず複数で対応する
② 密室で面談しない
③ 会話は録音する
④ 毅然とした態度を取る
⑤ 恐怖を感じたらそれは暴力．机を叩くなどは充分にそ
れにあたる
⑥ 迷わず警察に通報する．符牒を決めておくと良い
⑦ 弁護士とのつながりを確保しておく

診療所が備えるべき院内暴力への体制

いかがでしたでしょうか．悪例のA院長，患者思いの非
常に素晴らしい先生なのですが，その優しさがあだになった
ようです．暴力を振るう患者・家族に対して，「弱いものだ
から」，「（家族を喪うなどして）大変な状況なのだから」仕方
がない，といった考えとは切り離して対応するべきです．「患
者からの暴力は患者の義務違反」，誰からであっても暴力は
犯罪であるという意識を，医師はもちろん，クリニックの職
員全体で共有すること．これがまず，第一の備えとなります．
では，「暴力」とは何を指すのでしょうか．暴力は以下の
4つのレベルに分類されます．

レベル 1　暴言
レベル 2　器物破損
レベル 3　傷害
レベル 4　重症となる傷害

　問題となるのは，警察への通報をどのレベルでするかです
が，基本的には当事者が恐怖を感じた時点で躊躇なく通報を
すべきです．単なる暴言の段階で戸惑いがあるならば，「こ
れ以上大きな声を出すなら警察に通報しますよ」などと一言
警告を与えてからでも良いかもしれません．しかし，警察
への通報について相手に通告する義務は，もちろんありませ
ん．
　そして，警察への通報手順を予め院内で確認しておくこと
も重要です．患者を刺激してしまう可能性もあるので，B 院
長のように「黄色いカルテ」といった符牒を決めておくこと
も有効です．また，通報したからといって，警察もすぐに来
てくれるわけではありません．到着まで 20 〜 30 分はかか
るでしょうから，その間は自分自身で身を守る必要がありま
す．そのためにも，必ず複数の人で対応する，密室で面会し
ない，といったことが基本になります．クリニックでは男手
がないこともあるでしょうから，B 院長のように近隣の調剤
薬局の男性スタッフに助力を求めることも 1 つの方法です．
　さらに，証拠を残しておくことも大切です．やりとりを
IC レコーダーなどで録音しておくことはその基本です．ひ
と言断っても構いませんが（暴力の抑止につながるかもしれ

ませんから），録音にも相手の同意は不要です．

　最後に，問題を相談できる弁護士との人脈を確保しておくことをお勧めします．最終的には司法的解決に委ねざるを得ませんし，それを忌避すべきでないことは前述した通りです．法的な対応は専門家のアドバイスに従って行う必要があります．医療に理解のある良心的な弁護士が良いと思いますが，そのような人と知り合う機会がないという先生は，医師会などの窓口に相談してみてはいかがでしょうか．

どんな患者に気をつけるか

　暴力を振るいそうな患者さんは，第一印象でわかります．まず，日頃の診療での付き合いがなく初対面かそれに近い場合，特に父親．日頃診療上での信頼関係ができていれば，患者さんも保護者も通常は簡単に暴力に走ることはありません．特に男性は危険が高いと言えます．そして，風貌，一見してヤンキー風であれば，これは変だとこちらもすぐ思います．そして，医師との面談中にポケットに手を入れたまましゃべる，足を組んでしゃべる，ため口をきく，など．相手の暴力的・反知性的態度はすぐにわかります．さらに，禁煙表示の前でタバコを吸う，敷地の外ならいいだろうとして敷地を出て喫煙する人も要注意です[7]．駐車場の車内での喫煙している付き添い者には即刻退場していただいたほうが良いです．また，駐車場にごみを捨てる，子どもが捨てたごみを持ち帰らない家族も要注意ですね．

地域医療を暴力から守るため

　診療所での医療は暴力に対して脆弱です．暴力には誰もがさらされる危険があります．自分の身に降りかからないうちはどんな不幸も他人事です．医療者へのあるいは一般での暴力事件はいつも起こっています．そのことは常に意識しておく必要があります．対策をあげます．

　まず，暴力を振るう人がいることを意識すること．相手の悪意・暴力をこちらが知っておくことが必要です．「敵を愛せ」とは「敵」という概念を知り，相手を知ることです．相手を知れば少なくとも恐怖は軽減されます．そして，その職場責任者，診療所なら院長が毅然とした態度を取ること．絶対に屈しないという覚悟が必要です．そのために，日頃から暴力を振るわれるなど自分に危害が加わったとき，あるいは医療上の問題で相手がこちらを攻撃してくるとき，どう対応するかを心がけておくことが有効です．そのうえで院内での暴力事件が起こった場合の模擬練習，シミュレーションを

---

[7] 当院では施設内・敷地内全面禁煙としています．駐車場にも多数の貼り紙をしてあります．すると，駐車場を出てすぐの道路で喫煙している父親がいました．注意したところ「敷地外ならいいでしょう」という返答．これには，厳しく対応しました．
喫煙が妊婦，胎児，子どもにとって大きな害があることは前提です．だいたい小児科診療所で喫煙すること自体がおかしいのですが，さらに敷地外ならいいというのはただの屁理屈です．受動喫煙は明らかに有害です．実際の裁判例でも受動喫煙の有害が認められています．こうした患者さんには，元来喫煙は子どもに有害であり，受動喫煙も同様です．敷地周辺での喫煙も敷地内での喫煙と同等に子どもに有害である旨を伝えます．

行っておくことが良いでしょう．患者役，脅されている職員役を決め，模擬劇をします．その後の対応，周囲への連絡，警察への連絡，暴力患者が暴れだしたときの対応などをひと通り行いましょう．定期的に火災訓練，地震・津波での避難訓練を行うことと同様です．その際に一度地元の警察に来ていただくことが良いと思います．

【資料】

1)
- 日本看護協会．保健医療福祉施設における暴力対策指針－看護者のために．2006.
- 兼児敏浩，石橋美紀，日比美由紀．患者ハラスメントの実態調査とその対策に関する研究．日本医療マネジメント学会雑誌．2009；10：399-403.

2)
- 日本看護協会．保健医療分野における職場の暴力に関する実態調査．2003.
- 全日本病院協会．院内暴力など院内リスク管理体制に関する医療機関実態調査．2008.
- 私大病院医療安全推進連絡協議会．都内私立大学病院本院の職員が患者・患者家族などから受ける院内暴力の実態．日本医療・病院管理学会誌．2013；50：219-27.
- 森 里美，堀畑佐知子，三木明子，他．患者からの看護職員に対する暴力の実態調査―種類別に暴力被害の影響を検討して．第42回日本看護学会論文集 看護管理．2012.

3)
- 昭和24年9月10日医発第752号厚生省医務局長通知「病院診療所の診療に関する件」．「医業報酬が不払であっても直ちにこれを理由として診療を拒むことはできない．」
- 畔柳達雄．各論的事項 No.30 医師の応召義務．日本医師会．医の倫理の基礎知識．https://www.med.or.jp/doctor/member/kiso/d30.html

- 全体についての参考文献として，和田耕治，三木明子，吉川徹，編. 医療機関における暴力対策ハンドブック. 中外医学社; 2011.

第 2 部

さまざまな疾患・症状などの診かた

第**5**章

神経発達症について

投薬について親御さんにどう納得してもらうか

　神経発達症[*1]，特に注意欠如・多動症（ADHD）では投薬が有効な場合も多いのですが，子どもに薬を飲ませることについて抵抗を覚える親御さんもいらっしゃいます．落ち着きがなくて衝動的でいつもぐるぐる動いている，友達に暴力を振るってしまってトラブルになる……．親御さんも手を焼いているからこそ来院されるわけで，育てかたの問題か，性格の問題かと悩んでいるわけです．そこで著者はいつも，育てかたや性格の問題ではなくて，脳の神経伝達物質のアンバランスによって起こる症状なのだ，と説明します[*2]．投薬によりそれをある程度改善できる可能性があります．それは性格を変えるということではなく，お子さんが本来もっている能

[*1] 本稿では発達障害ではなく，神経発達症と呼称します．DSM-5の邦訳は神経発達症であることと，発達障害は元来医学用語ではないことによります．発達障害という呼称が広く使われることになった理由は，行政文書での使用によると思われます．また，最近では発達障害という言葉がひとり歩きしている感もあります．ここでは以降，神経発達症という本来の医学用語に統一します．
[*2] 精神の問題ではなく身体の問題と説明します．うつに関しても同様の説明が受け入れられやすいと思います．

力を引き出すことなのです，と話します．そのうえで，いきなり投薬を開始するのではなく，資料を渡して，一度家庭で話し合ってもらうように促します．このようにするとスムーズに受け入れてもらえることが多いです．

　投薬に否定的な意見もありますが，それでは，心理療法，環境整備といった方法で状況は改善するのでしょうか．クリニックに辿り着くまでに，いろいろな試みをして，カウンセリングなども受けてきている方がほとんどです．そもそも，投薬が悪くて心理療法なら良い理由があるのでしょうか．心理療法にも副反応はあり得ます．訊かれたくないことを訊かれる，話したくないことを話さなければならない[*3]，そのことのストレスも考慮しなければなりません．どんな治療法にもプラスとマイナスの面があり，薬物治療だけが特別なわけではありません．充分に説明したら，あとは患者さんの選択だと考えています．

投薬の適応

　投薬するかしないかは，本人と周りが困っているかどうかによって決める，これに尽きるでしょう．周りが困っていても，本人に困り感がない場合はあり得ます．しかし，本人にしても，普通にしているのに周りから注意され，自己評価が下がってしまっている場合がほとんどです．そのようなときにはやはり，投薬によって症状を緩和し，注意されることが

[*3] ほかにも，臨床心理士への依存などもあげられます．

少なくなるようにしてあげれば，本人の満足も得られます．そもそも，クリニックに来るということは，困っていることの表れ[4] です．原則としては投薬を検討して良いのではないでしょうか．

投薬終了のタイミングについて

薬のやめどき，これも確かに重要な問題です．1 つハッキリと言えるのは，小学校から中学校に進級するときなど，大幅に環境が変わるときは，やめどきとしては不適切なので注意が必要です．

どのくらいでやめられるかは人それぞれですが，ある程度経ったらやめられるという見通しを，患者さんに伝えておくと良いでしょう．目安としては，小学校低学年で始めたら，5 年生ぐらいで，状態が良くなればやめられることが多いです．

ある程度の年齢になると，本人が，薬を飲んで頭のなかがスッキリした，と話してくれる場合もあります．このように自分の状態を客観的に把握できるようになってくると，自分から，クスリを飲み続けていたほうが良いとか，もう大丈夫とか，言ってくれる場合もあります．

「勉強ができるバカになる」

ADHD 不注意型で，2 年間ほど著者の外来に通っていた男

---

[4] 医療機関を受診する時点で，本人と家族はかなり疲弊しています．投薬治療を特別視するのではなく，選択の 1 つとして提案することが良いと考えています．

の子がいました．中学 2 年生になったある日，もう自分は大丈夫だ，薬を飲まなくてもやっていける，と言い出しました．非常に自信のある態度だったので，投薬を中止して，ひとまず通院は続けてもらうことにしました．その後，彼からこんな言葉を聞くことができました，「先生，自分は勉強ができるバカになるんだ」と．自分は人とは違う，人に合わせることはやめた．でも，自分が得意な分野についてとことん勉強して，その分野で自立するんだ，そんな意味の彼なりの自立宣言だったのでしょう．子どもがこのような変化を見せてくれれば，神経発達症の治療は成功したと言えるのではないでしょうか[5]．また，ある成人の方は不注意と衝動により職場でのトラブルと数回の転職を経験していました．小児期からの経過を伺い ADHD によると考え，加療しました．症状は劇的に改善し，現在の職場では責任ある仕事を任せられるようになりました．ご本人もご家族も大変喜ばれました．その方は，薬を飲んでいる間自分はどのようになっているかを想定できるようになり，しばらくして投薬を終了することができました．「自分はこうすればできるようになる」ことをわかることが 1 つの目標と言えるでしょう．

---

[5] 究極は患者さんの自己理解によると思います．治療の基本は投薬などの治療・環境調整・自己理解にあるとされます〔原田剛志先生（パークサイドこころの発達クリニック，福岡市）のご講演より〕．ある程度の年齢になると，この自己理解によりかなりの症状改善が見込めます．

ADHD 治療薬処方のコツ

　本邦で最初に認可された ADHD 治療薬コンサータ® の販売開始が 2007 年 12 月です．その後，2009 年にストラテラ® が発売され，2017 年に新薬インチュニブ® が加わって，ようやく 3 種類の薬剤が使えるようになりました．しかし，なにぶんにも薬物治療が始まってようやく 10 年なので，ノウハウの蓄積が充分とは言えません．

　そんな状況ではありますが，著者の経験を踏まえた処方のコツをお伝えします．まず，一番即効性があるのがコンサータ® です．とにかく，いま目の前の多動・衝動などの症状に困っていてなんとかしたい，という患者さんには第一選択と考えます．学校で暴れる，暴言・暴力が出ている，ご家族が疲弊しているような状況は比較的に緊急事態です．コンサータ® を第一選択とします．しかし反面，オンとオフがハッキリしています．夕方と朝方，投薬の効果が切れることがかなり明確にわかります．終日の効果持続が必要なときには，別の選択を考える場合もあります．そのようなとき，状況に余裕がある場合には，比較的持続性の高いストラテラ® なども選択肢として有効です．また，ストラテラ® には液剤があるので，錠剤の服薬が困難な低年齢児などに用いるのに便利です．早期介入にはストラテラ® 液剤は有用と思います．なお，コンサータ® は「コンサータ錠適正流通管理委員会」の承認を得て登録した医師しか処方することができません．登録には専門医資格を有することなどの条件を満たし，研修プログ

ラムを履修することが求められます.

　本邦では 2017 年になって登場したインチュニブ®（グアンファシン）は，もともと降圧薬として用いられてきた薬剤です．3 つの薬剤はいずれも，シナプスに作用して神経伝達物質不足を解消しようとするものですが，ストラテラ® とコンサータ® が，前シナプス（情報を送る側）に作用するのに対し，インチュニブ® は後シナプス（情報を受け取る側）に働きかけるとされます．作用機序の違いから，これまでの薬物で効果が見られなかった患者さんにも奏効することが期待されています．即効性はコンサータ® とストラテラ® の間ぐらいの印象です.

　副反応としては，コンサータ®，ストラテラ® では食思不振が見られることがあります．特に中枢刺激薬であるコンサータ® ではその傾向が強いように思われます．そのため，患者さんの体重をチェックすることが必要です．必ず脱衣で計測するようにしましょう．本来，子どもの体重は増加していくものですから，体重が減るのは問題です．しかし効果があれば，多少のデメリットがあっても薬物治療は続けるべきですから，食欲不振が見られた場合には，患者さんと相談しつつ，休薬も視野に入れながら治療を行います．漢方薬の六君子湯（りっくんしとう）併用で食思不振が軽快する場合もあります.

　インチュニブ® の場合，食欲に影響はありませんが，傾眠が見られることが多いです．最初の 1 週間ぐらい眠気をしのげると，だんだん眠気を感じないようになって，服薬を続

けられるようになります．増量を急がないで，1〜3カ月くらい初期量で継続することが良いようです．また，コンサータ®，ストラテラ®で食思不振がある場合，インチュニブ®を併用すると，前薬を減薬できる場合があります．コンサータ®ないしストラテラ®を完全に中止すると，注意欠如・多動の制御がやや不良になることもあります．コンサータ®ないしストラテラ®の減薬により食思不振は軽快して，かつ併用しているインチュニブ®による眠気もそれほどでもないレベルで維持できる場合があります．こうした薬剤の併用は本来の使用法ではありませんが，事例によっては試みることができると思います．

自閉スペクトラム症（ASD）の易刺激性に対する薬物療法

ASD そのものに対する治療薬で現在使用可能なものはありません[*6]．しかし，ASD 患者さんは易刺激性が亢進しており，些細なことがきっかけで自宅，学校で暴れだしてしまうなど，家族や本人が困っていることが少なくありません．このような症状に対して，著者は西洋薬であれば，エビリファイ®を少量から開始することを検討します．鎮静作用を有する抗精神病薬で，統合失調症，うつ病などの治療薬として良く知られていますが，2016 年に小児期の自閉スペク

[*6] 最近ではマイクロバイオームの変化によって症状を軽快できるという報告が見られます．また，プロバイオティクスの投与によりオキシトシン分泌が増加し，社会的共感性の向上が見られたとする動物実験報告もあります．また，オキシトシン投与の有効性も報告が見られます（文献については章末資料を参照）．

トラム症についても適応が追加されました．剤形も錠剤，粉末，液剤がそろっており，使いやすい薬です．眠くなることがあります．

　さきほど「西洋薬であれば」と書きましたが，その前に用いてみるべきなのが漢方薬です．最近，認知症の BPSD（精神症状・行動障害）に有効な方剤として有名になった抑肝散（よくかんさん）というお薬がありますが，これは ASD の易刺激性にも効果があります．抑肝散は比較的体力のある人向けの方剤なので，著者はより体力の低下した人に向いているとされる抑肝散加陳皮半夏（よくかんさんかちんぴはんげ）を第一選択としています．抑肝散加陳皮半夏は日本で創案された漢方薬で，中国大陸とは異なる日本の風土に合わせて作られたとされます．消化管機能の低下している例にも使用しやすく，抑肝散よりも内服しやすいものです．また，甘麦大棗湯（かんばくだいそうとう）という漢方薬があります．夜泣きやひきつけに適応があるとされる方剤ですが，これも ASD 患者さんのイライラに有効です．

　易刺激性（イライラ）には，大きく分けて 2 つの種類があると著者は考えています．それは，①不安が強いことからくるイライラと，②欲求不満・欲望が強くそれがかなえられないことからくるイライラ，です．精神医学の考え方で言うと，前者は①陰性症状に，後者は②陽性症状にそれぞれ対応するように思います．そして，向精神薬では，前者には①選択的セロトニン再取り込み阻害薬（SSRI）が，後者には②エビリファイ® が，漢方薬では，前者には①甘麦大棗湯が，後

者には②抑肝散が対応すると考えて良いでしょう．このイライラの種類の見極めが難しいのですが，症例を経験しながら感覚を身につけるようにしてください．小児の場合，わかりにくければまず甘麦大棗湯から入るのが無難でしょう．

　もう1つ付け加えておきますと，ASD 患者さんのイライラには，受容的な態度で接してあげることが効果的です．禁止するのではなく，やさしく声をかけてコミュニケーションをとろうとする態度を示すだけでも，外来での様子が違ってくるものです．

表 1　ASD 患者さんの易刺激性

イライラの種類	不安からくるイライラ	欲求不満からくるイライラ
症状	陰性症状	陽性症状
向精神薬	SSRI	エビリファイ®
漢方薬	甘麦大棗湯	抑肝散

家族の神経発達症の拾い上げ

　神経発達症を診療していて，親御さんにも神経発達症の傾向があることを，しばしば経験します．家族歴を把握する意味でも，「ご家族でお子さんと特性が似ている人はいませんか？」と訊いてみてください．自分が似ている，旦那さんが似ている，という答えが返ってくることがあるはずです．診察を重ねて，ある程度の信頼関係ができてからだと，そういう話もより聞きやすくなります．

　神経発達症の治療の場合，子どもだけ治療していても，似

たような特性を有する親がイライラして子どもを叱ってしまい，子どもの治療に差し障ることもあります．しかし，外来でそのような感触を得ていても，いきなり親御さんに対して，あなたは ADHD ですと言ってしまっては，うまくいくはずがありません．上記のように，少しずつ探りを入れながら，親の治療につなげるようにする必要があります．果たして小児科でやるべきなのかという疑問もぬぐいきれませんが，また，どこまで関与できるか慎重な対応が必要ですが，小児科が一番アプローチしやすい診療形態を有していることは事実でしょう．

　著者も，前述のように ADHD と診断した父親にコンサータ® を処方し，仕事も順調にいくようになった例もありました．また，何名かの母親からは自分も治療してほしいという申し出を受けました．多くの方は，不注意優位でありそのため仕事でのトラブルを経験し，うつ状態に至っている例もありました．ADHD の治療を中心に据えると，うつ症状が軽快することもあります．難治性のうつとして抗うつ薬を投薬されているが，一向に良くならないという患者さんに，ADHD 治療薬を処方して状況が改善した例もありました．神経発達症，ADHD の概念を常に念頭においておくと，患者さんやご家族の見え方も変わってきます．

【資料】

1) Parker KJ, Oztan O, Libove RA, et al. Intranasal oxytocin treatment for social deficits and biomarkers of response in children with autism. Proc Natl Acad Sci USA. 2017; 114: 8119-24.

2) Buffington SA, Di Prisco GV, Auchtung TA, et al. Microbial reconstitution reverses maternal diet-induced social and synaptic deficits in offspring. Cell. 2016; 165: 1762-75.

3) Pärtty A, Kalliomäki M, Wacklin P, et al. A possible link between early probiotic intervention and the risk of neuropsychiatric disorders later in childhood: a randomized trial. Pediatr Res. 2015; 77: 823-8.

4) Hsiao EY, McBride SW, Hsien S, et al. Microbiota modulate behavioral and physiological abnormalities associated with neurodevelopmental disorders. Cell. 2013; 155: 1451-63.

5) Adams JB, Johansen LJ, Powell LD, et al. Gastrointestinal flora and gastrointestinal status in children with autism-comparisons to typical children and correlation with autism severity. BMC Gastroenterol. 2011; 11: 22.

第6章

不登校，あるいは認知の特性について

不登校を治療する目的とは

　お子さんが学校に行けない．いわゆる不登校を悩みとして来院されるケースがあります．このようなご家族に，医療側が対応する際に大切なのは，治療の目的をどこに置くかを明確にすることです．目的は学校に復帰することでしょうか？　大切なのは，お子さんと家族の生活の質を上げることです．お子さんが将来的に社会で自立して生活できるようにすること，家庭生活がきちんとできるようにすることが目標であり，学校に復帰すること自体が目的なのではありません．

　例えば，「うちの子，学校に行けないんですが……」と言われたら，「それがどうかしましたか？」と言ってみます．不登校に悩んでクリニックを受診するようなご家庭は，大変に真面目で，学校には行かなければいけない，行って当然だ，と考えています．親御さんが，「学校に行く」こと自体を絶対的な価値だと考えているとしたら，考えかたの幅を広げてもらう必要があるでしょう．大切なのは，お子さんが将来的に自立して社会生活を営めるようにすることだ，と理解

してもらうようにします.

　例えば，こんなお子さんが来院しました．小学校 5 年生で，中学受験をさせようと思って塾に通わせていたのですが，だんだんと塾を休みがちになり，そのうち学校にも行かなくなってしまったそうです．お母さんに，「どうして中学受験をさせたいのですか？」と訊くと，進学校から偏差値の高い大学に行かせて医者や弁護士などの専門的な職業に就かせたいからだと仰います．だったら，学校なんて行かなくても良いじゃないですか，と著者は話しました．義務教育である中学校までは，学校に通わなくても卒業させてくれるし，大検（現在は，高等学校卒業程度認定試験）を受けて医学部に入れば医者にもなれますよ，と．最初は受け入れがたい様子だったお母さんも，3 回目くらいの来院の際に，それもそうですね，と納得してくれました．そのお子さんは，学校を休んでのびやかに家にいました．つまり，うつ状態でもなく，不安が強いわけでもありませんでした．また，知的には結構優秀でした．塾に入っているので，まあ勉強は大幅に遅れてはいないようですので，「学校へ行くな，家で勉強しろ」と話しておきました．このお子さんにはこの助言が適切でした．ただ，こうした事例はむしろ少ないと思います．

不登校児の 2 タイプ

　不登校のお子さんには 2 通りのタイプがあります．登校したいのにできなくて苦しんでいるというタイプと，登校したくないからしていないというお子さんです．

　後者のタイプで，学校には行かないけれど，家にいて本を読んだりゲームをしたりして，結構楽しく過ごしている，という子どももなかにはいます．親御さんは焦っていても，お子さんはのびのびと家での生活を楽しんでいる場合もあるのです．こういうケースでは，親御さんが考えかたを変えて，無理に学校に行かせようとせずに，子どもが自分に適した道を見つけ，将来的に自立できるようにバックアップしてあげれば，自ずと道は開けるでしょう．周囲との軋轢がなくなれば結構のびのびしている子も多いと思います．ここで注意するべきはゲーム依存ですが，これは家庭を破壊してしまう危険があります．早期の介入が必要だと思います．

　学校に行きたいのに行けなくて本人が苦しんでいる場合，学校生活がうまくいっていないことがほとんどです．先生や友達とコミュニケーションが取れない，しばしばトラブルになってしまう，教室のなかでお客さん状態になって授業がつまらない，などさまざまなケースがあります．

まず，授業についていけているかの見極めを

　まず，客観的な見極めが必要なのは，ちゃんと授業の内容についていけているかどうかです．親が学校の先生に尋ねても，「いやぁ，お宅のお子さん，勉強ができませんね．困ったものです」と言われることはまずありません．「大人しくて良いお子さんですよ」などと言われ，そんなものかなと思って過ごし，6年生ぐらいになって，全く授業内容が理解できていないことに気づいて愕然とする，といったことがま

まああります.

　学校の勉強についていけていないことがわかったときに
は，個々の状況を踏まえてその理由を探る必要があります．
知的発達症，ボーダーラインのほか，知的発達には問題がな
くても，限局性学習症が背景にあることもあります．文字を
読むことが苦手（読字障害[*1]），計算が苦手（算数障害），と
いったお子さんも相当数います．しかし，怠けているなどと
思われて，見過ごされてしまうことがほとんどです.

　問題点を発見したら，それぞれに合った対策を立てること
になりますが，基本的には，ゆっくりと本人のペースに合わ
せて勉強できる環境を整えてあげることです．社会で自立す
るためにも，算数と国語の基礎は必要です．限局性学習症の
方はかなりの数に上るのではないかと思います．おそらく正
確な診断はされずに単に「勉強ができない」と言われている
だけで，いわば放置されているように思えます．熱心で個別
指導ができる指導者に恵まれれば，本来の能力を発揮できる
のですが，そのような機会に遭遇する児はまれでしょう．当
院では学習障害が考えられるお子さんには臨床心理士が入念
に面談し，児に適合した学習方法を提案しています．しか
し，適切な教育方法を見つけ，能力を引き出すことは簡単で

[*1] 文字はそれだけでは単なる記号ないし絵のようなものです．そこに
音と意味が付与されます．絵を認知する機能と，音の認知，そして
その意味を解釈する機能，さらに文法の解釈機能もそれぞれ別のも
のです．担当する脳領域も別とされています．それらの機能の乖離
がこうした学習障害の一因と考察されています（酒井克之．認知の
脳内メカニズム．In: 浅島　誠，他編．現代生物学入門4．脳神経生
物学．岩波書店; 2009).

はないことが現状です.

　また，注意欠如・多動症（ADHD）でワーキングメモリーが低下して，聞いたことをすぐ忘れてしまう児もいます. 周囲から見ると「なんで聞いてないんだよ」ということになり，否定，罵倒されることもしばしばあります. 成人のADHDの方でも同様であり，仕事のトラブル，人間関係のトラブルから二次障害発症の危険があります. ADHDのお子さんにはできるだけWISC™ IV知能検査（WISC IV）を取り，その児の認知特性を把握するようにします. 各項目がグラフと点数で出てくると，保護者と学校の先生に対しての説得力が増します. そのうえで児への対応を相談します. 著者は「記憶が消えていく」と言っていた小学高学年の児を経験しました. その児は投薬により改善し，成績も急上昇しました.

　また，同様に処理速度の遅い児もいます. これもWISC IVで把握できます. 黒板を写さない，ノートをとらない児がいました. WISC IVを取ると処理速度の低下のみ著明でした. つまり，わかっているけれども写すのに時間がかかり，いつの間にか黒板には次のことが書かれているわけです. こうした児には，あらかじめプリントを配るなどの配慮で対応が可能です. 成人でも高速道路の標識で，出口を通り越したり分岐点がわからなくなることがあります. 状況に応じて各自それぞれの対応を見つけることです. いずれにせよ，認知の偏りから授業についていけないで，そのまま放置されているとクラスではお客さん状態であり，授業を受ける気持ちがなく

なります．そこで叱責が続けば自己評価は下がり，学校に行くことが嫌になるでしょう．

不登校の裏に潜む障害

また，こんな例を経験したこともあります．普通に勉強にもついていけていて，友達関係も悪くはない．しかし，3, 4年生頃から学校に行くのをとても怖がってしまい，学校に行けなくなってしまったという女の子が来院しました．よくよく話を訊いてみると，3年生から「移動教室」が始まったことが原因でした．いままで1階の教室だけで過ごしていたのに，階段を上って上階の教室に行くことが多くなったのですが，階段を上るのが怖いと言うのです．高所恐怖症が不登校の原因となった例です．無理のない範囲で少しずつ高いところに慣れるように指導し，やがて学校生活での問題は解決しました．

このように，不登校の背景に，不安障害があることもあります．丁寧な問診で原因を発見し，それぞれの個性を生かし，伸ばすことができるように指導してあげることが大切です．

いじめと不登校

また，いじめが不登校の背景にあることもあります．いじめは，子どもたちのなかで起こることなので，発見が非常に難しいものです．例えば，クラスの全員が特定の子を無視する，話しかけられても答えない，といった場合があります．

無視されることは人間にとって一番辛いことで，非常に残酷なケースですが，こうなるといじめを受けている子どもも，誰にいじめを受けているのか良くわからなくなってしまうでしょう．学校の先生が，何かの勘違いを発端に特定の子を叱るなど，教育熱心のあまりそれと気づかずに，結果的にいじめに似た行動を取ってしまうこともあります．いじめには本当にさまざまなケースがありますが，著者は，学校でこれを解決することは不可能だと考えています．学校といういわば密室のなかで，教師はいじめに気がつくことがまず困難であり，ときには教師も知らないうちにいじめに加担してしまうこともあり得ます．また，いじめの調査自体が形骸化しており，調査・報告がいじめの隠ぺいを促進しているとも指摘されています[*2]．

　それでは，いじめにあってしまった子どもにはどのようなアドバイスをしてあげたら良いでしょうか．著者は，いじめから離れること，つまり，学校に行かないようにするしかないと考えています．問題は，学校に行かないと一般的に勉強をしなくなってしまうことですが，親御さんに頑張ってもらい，なんとか中学校を卒業するまでは自宅学習で乗り切ってもらうほかないでしょう．親同士での解決も困難であることが多いのが現状です．本来，いじめの加害者が排除されるべきですが，被害者の自殺など，悲惨な事件に至って初めて本格的に問題視されるようになるというのが現状です．また，

[*2] 有元秀文．文部科学省は解体せよ．扶桑社；2017.

集団でのいじめでは加害者の特定が難しい場合もあります．不本意ではありますが，いじめを受けた側が一刻も早くその場を離れるのが唯一の対策だと思います．学校側は戻ってきてくれと言いますが，学校にいじめを解決する能力はありません．この点は親御さんに割り切ってもらうしかありません．もちろん，転校も1つの選択肢でしょう．また，学校以外の場，フリースクールを利用する方法もあります．

学校教育と家庭教育

現代の学校は集団学習の場です．先生は30人，40人という人数の子ども達を相手に学級運営をしなければなりません．いわゆるモンスターペアレントにも対応せねばならず，聖職者として先生を敬うという意識も社会から失われてしまいました．加えて，長時間の部活動（最近でこそ「ブラック」と指摘されるようになりましたが），運動会などの行事の負担も大変です．ひとりひとりの子どもたちに学校教諭が目配りをできるような環境ではありません．そして，そんな学校生活を生き抜かねばならないことは子どもたちにとっても大変な負担でしょう．我々医療者も，可能な範囲で不登校などの問題にも積極的に関与していく必要があると思います．

また，集団学習では個々の学習の進展度合いに合わせることは困難です．知的に優秀な子は，特別扱いされちやほやされて勘違いしてしまう，そんなケースもあります．このような場合，親御さんには，学校で褒められたからといって偉

いわけではない，ということを子どもさんに教えてもらわなければなりません．「井の中の蛙大海を知らず」のままでは，貴重な才能が伸びる機会を失ってしまいます．著者はこのようなケースでは，お子さんにもっと広い世界を見せてあげるように心がけてください，と親御さんに話すようにしています．学校での価値観と家庭での価値観を変えること，学校で褒められれば，世の中はそれだけではないと家庭で論し，学校で否定されてきたら，お前は大丈夫だと親が言ってやること，2つの幅のある価値観のなかで子どもを育てることが良いと思います．

学校教諭への応援 ―「文部科学省は解体せよ」

「文部科学省は解体せよ」は有元秀文氏[3] の著書の題名です．有元氏は高校の国語教諭ののち文部科学省（文科省）で国語教育の研究官を歴任しました．本書は教育現場の内部にいた有元氏の渾身の著です．本書では文科省の内実，教育現場の疲弊と荒廃をその内部にいた著者からの告発とも言える記載が続きます．その内容は現場からの情報発信と言えるものです．実際の教育現場，行政の現場にいたものでなければ

---

[3] 著書より著者略歴: 日本ブッククラブ協会理事長．1971 年，早稲田大学教育学部国語国文学科卒業後，東京都立新宿高等学校国語科教諭．1986 年，文化庁文化部国語課国語調査官に就任．文部省国立教育研究所教科教育研究部主任研究官，文部科学省国立教育政策研究所教育課程研究センター基礎研究部総括研究官等を経て，2012 年，退官．同省在籍時に，OECD による国際的な学力調査 PISA の調査結果を分析，国際的に通用する国語力を育てる指導法を提案し，普及させた．退官後，NPO 法人日本ブッククラブ協会を設立．

書けないものです．これを読むと官僚組織の宿啊が文科省に結晶しているように思えます．そして，本書は文科省，学校への批判に終わることなく，現場の学校教師——彼らにこの問題の矛盾が集中している——が具体的にどうすれば良いのか，を示しています．その提案は現場教師への愛情をもったものです．私は有元氏には 2 〜 3 回，お会いしたことがあります．その遠慮しない物言いの人柄が印象的でした．

有元氏から親，学校教諭への提案の一部を紹介します．

親ができることは何があるのか
親が本を読む
親がゲームをやめる，テレビを見すぎない
本を読んでディスカッションするブッククラブをやる
学校の教師の言いなりにならない
モンスターにならず，賢い親になる
教師たちよ，言いなり教育からの脱却を
誰に何と言われようが，定時に帰る
フリースクールを開校する
ブッククラブで欧米型のリテラシーを育てる
学校行事を半減する

その他，魅力的で現実的な提言がいくつもあります．有元氏が特に読書を強調していることに注目するべきでしょう．学力，ひいては基礎となる教養は読書によって養われます．日本の社会はそこが融解しているように思われます．また，有元氏の著作は教育と文科省を対象としていますが，ここで言われていることは保身と同調圧力がはびこる日本社会そのものへの身を挺した反撃と思います．

　私達，医療者は，外来で保護者から学校教諭の悪口を聞か
されることが良くあります．また，いじめ対策に学校はほと
んど無力であることも良く経験します．医療者は学校教諭批
判を外来での保護者と同じ視点で述べてしまうことがありま
す．しかし，それで問題は解決するのでしょうか．

　著者のクリニックでは神経発達症の児への対応，授業方
法，学校での暴言・暴力対策などに関して，当院での臨床心
理士との面談結果を踏まえ，保護者，学校教諭，臨床心理士
との面談を行っています．また，医師自身が学校現場を知る
ことも必要です．著者は近隣の小学校の研究授業の座長を担
当し，また，日頃から学校教諭とフランクに話をする機会を
もつようにしています．学校現場は疲弊と荒廃にさらされて
います．学校教諭はそのなかで奮闘しています．そのことを
理解したうえで，学校教諭とつき合うことが必要です．

褒めることの大切さ

　問題を抱えて来院する子どもに接するときには，著者はと
にかく褒めることを心がけています．虫が好きだというお子
さんが昨日の虫取りの成果を自慢してくれたら，凄いねぇと
褒めてあげます．すると，次に来たときには，コクワガタと
スジクワガタの見分けかたを教えてくれるようになります．
自分で作った工作を見せてくれる子もいます．上手だねぇと
褒めてあげると，ニコッとして，次の診察時には，また別の
工作をもってきてくれます．褒められた経験の乏しい子ほ
ど，褒められると喜んで自信をつけてくれます．信頼関係も

深まります.

　結局どんな場合でも，まず保護者に，学校の価値観がすべてではないということ認識してもらう必要があります．大切なのは実社会で自立して生きていく能力です．前述した通り，極端に言えば，学校になど通わなくても良いのです．その意識を保護者と子どもたちに共有してもらい，家庭では学校の画一的な価値観とは異なった，それぞれの子どもにふさわしい教育を心がけてもらうように導くことが大切なのではないでしょうか.

　ある ADHD の児は，学校では教室に座っていられず，しばしば脱走し，学校の敷地の片隅にダンボールで壁を作り「秘密基地」と称して，良く隠れていました．学校の先生方も苦慮して，教室に連れ戻すのですが，児はまた脱走します．そのうちに連れ戻すほうも力づくになり，児は教室で監視状態となりました．すっかり嫌気がさした本人は学校に行かなくなりました．著者のクリニックに相談に見え，近隣（と言っても車で 30 分程度）の山のふもと，林のなかにあるフリースクールを紹介しました．そこは，不登校の児をもつ保護者で運営する学校で，午前中は林のなかで遊び，午後過ぎから勉強するところです．児はそのフリースクールがすっかり気に入りました．その後，学校側の対応も変わり，登校するようになりました．児に合った環境，そのなかでの教育，それが子どもを伸ばす方法でしょう．また，ある中学生の児は不登校を繰り返していました．勉強はできて，まじめな児でした．入念に問診すると複雑な成育歴，環境要因が

判明しました．児は過剰適応とも言え，ときにうつ状態になり登校できなくなっていました．投薬，心理相談を継続してきました．その児は自己理解が良好でした．あるとき著者の知人が主催する近隣での禅の会のことを話したところ興味をもったようなので，そこを紹介しました．禅とマインドフルネスは関連が深いものであり，事例によってはそのような場に赴くことも適応もあると思います．

- 不登校の背景に神経発達症，不安障害などが隠れている場合には医療的な対応が可能である．
- 自信をなくしている子どもが，得意な面を生かして，「変だけど面白いヤツ」として子ども社会で居場所を見つけられるようにする．そうなれるように，親が子どもをバックアップしてあげることが必要．

コラム COLUMN

バーコードを読める子ども，共感覚，空想の友達

外来で，ろくにこちらの顔も見ないで，手にしたペットボトルのバーコードをじっと見ている子どもがいました．お母さんに，この子はバーコードに興味をもっていませんか？　と訊くと，ええ，どういうわけかバーコードが大好きなんですよ，切り取って集めているくらいです，とのこと．本人に訊いてみると，バーコードから数字が読みとれるそうです．それを聞いて，お母さんはとても驚いていましたが，著者は以前から，そういう能力をもっている人が存在することを聞いたことがありました．そしてそれ以来，その子は診察室でとても打ち解けた態度を示してくれるようになりました．

このように，普通の人にはない感覚を有する例は他にもあります．例えば，共感覚という知覚現象があります．音を聞くと色が見える，形から味を感じるなど，異なった刺激から異なった感覚を得る能力です．著者はある中学生の児を診察し，児の共感性が乏しいことに気がつきました．そのために学校生活は苦痛なのですが，知的には優れており努力もしています．あるとき，「音を聞くと色が見えますか」と聞いてみました．児は初めて理解者を得たという表情でうなずきました．同席していた母親は，児と 13 年間つき合ってきて初めて聞いたと言って，そのうちに涙

ぐんでいました．涙ぐんだのは児を理解できたという気持ちからです．また，空想の友達（imaginary friend または imaginary companion），というものもあります．例えば，その人が困ったとき，そばにやって来て話し相手になってくれるような存在です．これは，本人も実在していないことがわかっており，統合失調症の幻覚・幻聴とは異なるものです．いろいろ聞いてみると，「アメリカにいるQ子は自分が困るときに相談に乗ってもらう．普段は遠くにいるので会うことはない」といっていた女児もいました．こうした会話ができるようになるには，それなりの時間と関係構築が必要です．その前提に私達がそうした現象を理解していることが必要です．空想の友達は異常所見ではありません．私達は誰でも幼児期にはサンタクロースを信じていました．クリスマスの日，子どもの枕元にプレゼントを置いておくと，ある時期まではそれをサンタさんからの贈り物だと信じています．著者の子は枕元にサンタさんへと言ってジュースを置いていました．朝そのジュースが飲まれていると，「サンタさんが来た」と言っていました．

　逆に，普通の人なら備えている感覚が欠けている，そのような認識が苦手であるという例もあります．例えば，他人の顔を覚えづらいという人がいます．そのために，会ったことがある人に挨拶をせずに怒られる，といった苦い経験をしていたりします．顔貌失認と言われる症状です．成人で顔貌失認の方は，以前にあった知人に挨拶をしないな

ど日常生活で支障が出ます．その人なりの方法（知人の特徴を個別に捉える）で何とか対応している方もいらっしゃいます．私たちも外国人の顔貌はすぐには見分けられないと思います．それと似ていると思うと理解しやすいでしょう．

　人間の認知の仕方というのは多彩であり，我々医療者は，そのような特性をもつ人がいるということを知っていることが大切です．外来などで，そういう特性を見つけて，理解していることを示すと，患者さんや保護者との距離がとても近くなり，信頼を得るきっかけになります．

第7章

睡眠時無呼吸症候群（SAS）について

　睡眠時無呼吸症候群（SAS）という病気が一般の人々に認知されるようになったのは，2003 年 2 月に山陽新幹線で発生した JR 西日本の居眠り運転事故以降でしょう．岡山駅で列車を停止線手前で急停止させてしまった運転士さんが，SAS のため，乗務中数分間にわたって記憶がない状態だったことが話題をよびました．

　SAS では，大人ですとこの運転士さんのように居眠りが出て問題行動につながってしまうことがありますが，子どもの場合は眠気を訴えないことがほとんどです．単に，寝不足で昼間イライラしている，朝起きられない，という状態なので，親御さんも単なる怠け，不機嫌と捉えており，医療の問題とは考えていないことがほとんどです[1]．

　大人の場合にはいろいろな原因が考えられ，中枢性の要因がある場合もあり，SAS の病態把握は困難です[2]．しかし，子どもの SAS の原因はほとんどがアデノイド肥大です．

---

[1] 成人では昼間の眠気が主症状ですが，子どもは眠気を訴えることは少なく，イライラしている，注意が散漫になる，などの症状が主体です．注意欠如・多動症（ADHD）の症状と似ることがあります．

[2] SAS は単に上気道閉塞によるものではなく，睡眠障害として捉えられます．複合的要因と考えられています．

背後にはアレルギー性鼻炎があります．アレルギー性鼻炎によって鼻汁が喉の奥に流れ込んでアデノイドが肥大します．放置すれば通常は 5，6 歳でアデノイドは最大になります．内科的治療が奏効すれば，身体の成長に伴ってアデノイドの大きさは相対的に小さくなり，SAS も軽快します．しかし，5，6 歳を過ぎて睡眠時無呼吸症状が残っている場合には，アデノイド切除も選択肢となります．ここで気をつけなければいけないことは，切除してもアレルギー性鼻炎自体が良くなるわけではないことです．いずれにしてもまず，アレルギー性鼻炎を内科的に治療することが重要になります．

　前述の通り，親御さんは，朝起きられないことや昼間イライラしていることを子どもの性格や，漠然とした心身の調子の良し悪しの問題と思っている場合が多く，治療につなげるためには医療側からのアプローチが必要になります．別の主訴で来院した患者さんが，目の下にくまがあり，口を開いている，いわゆるアデノイド様顔貌の場合には，さりげなくこちらから問いかけてみてください．以下にやり取りの 1 例を示してみます．

医師　「ところでお母さん，この子は朝ちゃんと起きられますか？」
母親　「いえ，実は寝起きが悪くて困っているんです」
医師　「朝は機嫌が悪いでしょう」
母親　「そうなんですよ．もう，起こすのにもひと苦労です．夜更かしが過ぎるせいじゃないかと思うんです

　　　　　が．言っても聞きませんし」

医師　「大変ですね．夜，いびきはかいていませんか？」

母親　「そういえば，よく大きないびきをかいていますね」

医師　「いびきが途中で止まることはありませんか？」（う
　　　　あああ，と声を出して真似をして）

母親　「ええ，ときどきそういうこともある気がします」

医師　「それはお母さん，夜更かしのためばかりではなく
　　　　て，睡眠時無呼吸症候群という一種の病気かもしれ
　　　　ません．熟睡できず，ちゃんと睡眠がとれていない
　　　　から朝機嫌が悪いんですよ」

　といった具合です．

　ポイントは，①寝起きの悪さ，②機嫌の悪さ，③いびき，
です．これらに該当するようであれば話は簡単です．睡眠時
無呼吸とアデノイド肥大を指摘し，アレルギー性鼻炎の精査
をして，場合によってはアデノイドのX線を撮ることにな
ります．保護者にも実際の状態を見てもらうと説得力が増す
ものです．ロイコトリエン受容体拮抗薬，抗ヒスタミン薬の
服用，ステロイド点鼻を行います．良くなれば，その状況改
善を体感してもらえ，ますます信頼関係も深まることでしょ
う．もし良くならない場合には，SASの精査を行い，必要に
応じてアデノイド切除などについて小児耳鼻科の専門医に相
談してください．

第 **8** 章

便秘・夜尿などについて

便秘

医療化しづらい側面を有する問題です．便秘を主訴として来院する人はまだ多くはありません．便秘のガイドライン[1] もできて医療側としては対応できる体制が整ってきましたが，患者さんの側でまだ医療の問題として捉えていない側面があります．

診察のついでに，お腹の張り具合を見たり，問診の際に毎日便通があるか否かを確認したりするようにしましょう．ときどき腹痛がある，といったお子さんも便秘の問題を抱えていることがあります．就学前のおむつをしているような子どもであれば，親も便通について意識することになりますが，ある程度の年齢になると，親もいちいち排便のチェックは行わないのが通常です．本人への問診で，毎日排便があるとの答えだったとしても，実はわずかしか出ていない場合もあり

---

[1] 日本小児栄養消化器肝臓学会，日本小児消化管機能研究会，編．小児慢性機能性便秘症診療ガイドライン．診断と治療社；2013.
日本消化器病学会関連研究会，慢性便秘の診断・治療研究会，編．慢性便秘症診療ガイドライン 2017. 南江堂；2017.

ますし，記憶が不確かなこともあります．疑問を感じたとき
には，排便記録をつけてもらうことも有効です．

　鑑別としては，新生児期のひどい便秘はヒルシュスプルン
グ病を疑いますが，それ以外では多くは機能的便秘です．機
能的便秘の原因はさまざまと考えられますが治療法は存在し
ます．基本的にはガイドラインをご参照いただければ良いの
ですが，著者は漢方薬による治療を推奨します．具体的に
は，小児の場合，調胃承気湯（ちょういじょうきとう）から
始めてみるのが良いでしょう．

　便秘は QOL（quality of life）を大きく下げます．ぜひ積
極的に治療の対象とすることを考えましょう．

夜尿

　夜尿も少し前までは，心の問題である，放置しておけばそ
のうち治る，治療する必要はない，などと言われてきまし
た．しかし，夜尿は単なる心因反応などではなく，治療の適
応となる疾患と捉えるべきです．

　羞恥心などから親には話さずにいても，少し年齢が高く
なって夜尿があると，本人は悩んでいる場合があります．問
題があるのは，具体的には 5 歳ぐらいからでしょうか．6 歳
になっても続くようなら治療適応です．診察の際に話をする
なかで，たまたま見つかることもありますが，発見するのは
なかなか難しいのが実情です．一方で，夜尿の治療を希望し
て自ら来院する患者さんもだんだん増えてきました．ネット
などでの情報発信，啓蒙活動も奏効しているのでしょう．し

かし，推測される夜尿人口と治療を受けている人の差を見ると，まだまだそのギャップは大きいと思われます．

また，医療の側でも，夜尿を治療適応と捉えることがいまひとつ浸透していないのが現状です．神経発達症などもそうですが，新しい疾患とその治療は，医師にとって受け入れることが困難な側面があることも否めません．夜尿と聞くと専門施設と言われる所にすぐ送ってしまう医師もいるようですが，送られる専門施設の側も，通常の単一症候性夜尿を診療するのでは困惑します．

夜尿はプライマリケアで診られる疾患です．まず，基礎疾患があるか否か．単一症候性か否かを鑑別します．おむつが取れたころから，始まった夜尿で，単に夜間にお漏らしをしてしまうだけでそれ以外の症状がない．昼間遺尿もない，といった場合には，非単一症候性と考えられます．膀胱充満時の膀胱・腎超音波検査，検尿，場合によっては腹部単純写真などで基礎疾患を除外しておき，治療に入ります．

かつては，膀胱型と多尿型という分類がありました．膀胱容量が小さい場合は前者，夜間尿量が多い場合には後者とされ，尿比重，尿浸透圧を見て尿を濃縮できるかが鑑別のポイントでした．しかし，これはあまり使い勝手が良くないわかりにくい分類で，欧米ではもう使われていません．

基礎疾患のない単一症候性であれば，デスモプレシン（ミニリンメルト®）を使えば多くの場合には反応が良く，比較的容易に治療が可能です．難治性の場合，まず昼間の頻尿があれば過活動性膀胱を考えます．過活動性膀胱には治療薬も

ありますが，年少児では使用しにくいと思います．神経発達症の治療に使用するストラテラ®が有効なことがあります．少し突っ込んで問診すると不注意優位の ADHD のことがあります．当院でもストラテラ®を使用してから忘れ物が減った（当初，その目的での使用ではなかったのですが）例も経験しました．また，便秘は夜尿を増悪させます．便秘の発見とその治療は難治性夜尿の治療に有効です．さらに，夜間の睡眠の質を評価します．いびき，朝起き不良は夜尿の増悪因子です．鼻閉，アレルギー性鼻炎の合併があれば，まず，その治療，夜驚症を思わせるエピソードが聞かれる場合もあります．その場合，甘麦大棗湯（かんばくだいそうとう）が有効です．

夜泣き

夜泣きは，教科書には 2 歳くらいで自然治癒すると書いてあるものもあり，治療適応とは考えないのが普通かもしれません．最近になって，便が停滞して腸管を刺激することが原因であり腸内環境を整えれば治る，と書かれた論文[2]なども出てきてはいますが，まだ原因はハッキリしません．何を夜泣きぐらい，と思われる方もあるかもしれませんが，毎晩寝つかずに泣かれては，ご両親は大変です．家庭不和，ひいては児童虐待の原因にもなりかねません．著者が治療を試

---

[2] Savino F, Cordisco L, Tarasco V, et al. Pediatrics. 2010; 126: e526-33.

[3] https://www.biogaia.com/

みる際には，漢方薬の甘麦大棗湯という方剤を用います．先の論文で紹介されたロイテリ菌が有効な場合もあります[*3].

チック

チックは，DSM-5 でチック症群／チック障害群として，瞬目や咳払いのような不規則な運動・発声が突発的・急速に起こり繰り返される，と定義されています．

肩をすくめる，瞬きをする，顔をしかめる，といった運動チックのほか，咳払い，奇声を発するといった音声チックと言われるものがあります．診察室でこのような子どもに出会ったら，治療できる可能性があることを考慮に入れましょう．

軽いものは自然治癒しますが，だんだんひどくなる場合もありますし，なかにはけいれんと見紛うばかりの症状を示すものもあります．多くの場合，緊張するとひどくなりますが，授業中は出ないけれど，家に帰ると出てしまう，などパターンはさまざまです．

心因反応のように見えるのですが，例えば，カウンセリングでは治りません．あくまでも不随意運動と捉えるべきであり，心身症ではありません．著者は治療には漢方を用います．適応方剤は柴胡加竜骨牡蛎湯（さいこかりゅうこつぼれいとう）です．

JCOPY 498-14560

第9章

風邪をひきやすい子どもについて

　外来で，「うちの子は風邪を引きやすくて困ります．保育園（や幼稚園）でしょっちゅう風邪をもらってくるんです」とおっしゃる親御さんは，良くいらっしゃいます．集団保育はどうしてもウイルスに曝露しやすく，「風邪をもらいやすい」環境であることは確かです．

　しかしここでちょっと立ち止まって，風邪とは何かを考えてみてください．いわゆる風邪，感冒はウイルス性の上気道炎を指します．「風邪を引いた」という訴えを聞いたら，それが本当に「風邪」かどうか疑ってかかる必要があります．まずは具体的な症状を確認することです．鼻水が出るのか，咳が出るのか．咳が出るならば痰が絡むかどうか．どのような咳なのかを確かめることが大切です．コホンコホンという乾いた咳ではなく，ゴホンゴホンという痰が絡んだ咳（湿性咳嗽）をしていないかを確認します．診察の際に，患者さんに実際に咳をしてもらうと良いです．2回続けて咳をしてもらい，ゴホンゴホンという湿性咳嗽が見られたら，その患者さんは「風邪」ではありません．気管支炎です[*1]．

　そのような咳が長く続いている（2週間以上）ようであれば，急性気管支炎ではなくアレルギー性気管支炎の可能性が

あります．夜咳き込むことはないか，ゼーゼーヒューヒューすることはないかを確認してください．親御さんは風邪を繰り返し引きやすい体質なのだと思っていても，軽い喘息が隠れている場合があることに留意しましょう[*2]．

実際に，長引く喘息は，お子さんが苦しいと訴えない，苦しさを自覚していない場合があります．ひどく咳き込むお子さんで，聴診するとヒューヒューと喘鳴が聞こえ，酸素飽和度も90台前半と低い．明らかに喘息だ，という患者さんでも，本人はケロッとしているということも経験します．親御さんもお子さんの様子からは異常を感じられないので，under treatment になっている可能性があることを常に念頭におくべきです．

子どもばかりでなく，付き添いの母親や父親の喘息を発見するケースもあります．ある程度の信頼関係ができた段階で，親御さんから自然に話が出ることもありますし，お子さんの診察に伴って家族歴を訊くと，親御さんに喘息とおぼし

[*1] 著者は研修医のころ，ある市中病院に勤務していました．そこの小児科部長は大変に熱心な先生で，厳密な方でした．あるとき患者さんの母親が「子どもが風邪をひいた」と外来で話していました．すると，その部長の先生は「風邪とは何だ，なんで風邪とわかる，風邪の定義を言ってください」と畳みかけるように母親を問い詰めだしました．母親は泣きそうになりながらしどろもどろになっています．私は隣で外来をしていて，そのやり取りはすべて聞こえました．母親の口からいつ自分の名前が出てくるかひやひや，どきどきしていました．それ以来，風邪という言葉は医学的には厳密ではなく，医療者は使用するべきではないと考えています．

[*2] 反復する喘鳴と気管支喘息の異同は種々議論があります．著者は久保政治理論にくみするものです．詳細は，黒木春郎．プライマリケアで診る小児感染症7講．中外医学社；2015 を参照．

き症状が出ているのに，本人にはその自覚がない場合もあります．

　Under diagnosis，under treatment になっている疾患を拾い上げてあげることは，患者さんの QOL を高めるために，医師に求められる姿勢だと思います．

第 **10** 章

付き添いの母親への対応について

　考えてみれば，小児科診療の場合，患者である子ども本人と話す時間よりも，同行した母親（父親や祖父母のこともありますが）と話している時間のほうが長いのではないでしょうか．

　そんなわけで診察を重ねるうちに，母親との会話を通じて，母親自身のメンタリティ，資質，ひいては家庭環境などもわかってきてしまうものです．そんな母親から，自分自身の体調について相談を受けることも珍しくありません．著者はそのような母親の悩みにも積極的に対応することを心がけています．

　母親からの訴えとしては，冷え，月経不順，頭痛，イライラ感などが代表的ですが，基礎疾患を除外したうえで，対応策としては漢方の婦人科三大処方を使えるようにしておくと良いでしょう．

　まず，桂枝茯苓丸（けいしぶくりょうがん）です．体格がしっかりしたぽっちゃりタイプの女性に向いた方剤です．どちらかと言えば赤ら顔でのぼせやすく，月経時に体調がすぐれない，月経不順があるといったケースに用いることができます．水分の代謝を良くし，血のめぐりを改善するとされて

います.

　次に，当帰芍薬散（とうきしゃくやくさん）です．やせ型で体力不足，いつも疲れやすくてめまいや貧血があるといったタイプの女性に用いる方剤です.

　そしてもう1つが，加味逍遙散（かみしょうようさん）です．これはイライラして怒りっぽいタイプの女性に適応があります．どちらかといえばやせ型，肩凝りや疲れが取れにくい，精神不安や不眠があるケースに向いています.

　これも患者ニーズを拾い上げて QOL を高めることの1つの好例です．こちらからいきなり，治療しますかと言っても受け入れられないでしょうが，ある程度3大処方を使えるようにしておき，そのような機会には積極的に対応することです．母親が安定すれば，子どもの状態も安定するのですから．なお，手に余る場合には迷わず専門家に紹介するようにしましょう.

黒 木 春 郎 （くろきはるお）

医療法人社団嗣業の会 外房こどもクリニック 理事長

◇経歴

　昭和 32 年生まれ　東京都出身

　昭和 59 年　千葉大学医学部卒業　　医学博士

　千葉大学医学部付属病院小児科医局に所属し，関連病院勤務を経て，

　平成 10 年より千葉大学医学研究院小児病態学教官

　平成 14 年より医療法人永津会齋藤病院小児科勤務

　平成 17 年 6 月　外房こどもクリニック開業

　平成 21 年 4 月　医療法人社団嗣業の会開設

【現在】

　医療法人社団嗣業の会外房こどもクリニック理事長

　千葉大学医学部臨床教授

　日本外来小児科学会理事・学会誌編集長

　日本小児科学会専門医

　日本感染症学会専門医・指導医・評議員

　医療法人社団鉄蕉会亀田メディカルセンター小児科アレルギー外来担当

【著書，訳書】

　『プライマリケアで診る小児感染症　　7 講』中外医学社（2015 年）

　『プライマリケアで診る発達障害』中外医学社（2016 年）

　『最新感染症ガイド　　R-Book 2015』岡部信彦監修　日本小児医事出版社

　共著　『インフルエンザ菌　小児耐性菌感染症の治療戦略』砂川慶介　編

　　　医薬ジャーナル社　ほか多数

千葉大学ヒマラヤ登山学術調査隊（沼田真総隊長）に参加

昭和 56 年（1981 年）　ネパールヒマラヤ　バルンツェ峰 7,200m 初ルート登頂

昭和 60 年（1985 年）　ブータンヒマラヤ　ナムシラ峰　6,000m 初登頂

これからの小児科外来　成功の鉄則　　　ⓒ

発　行	2018 年 8 月 20 日　　1 版 1 刷	
著　者	黒　木　春　郎	
発行者	株式会社	中 外 医 学 社
	代表取締役	青 木　　滋
	〒 162-0805	東京都新宿区矢来町 62
	電　　話	03-3268-2701（代）
	振替口座	00190-1-98814 番

印刷・製本/有限会社祐光　　　　　　　　　　　＜ KS・AK ＞

ISBN978-4-498-14560-3　　　　　　　　　　　Printed in Japan